# ズボラ妊活

吉積 諒

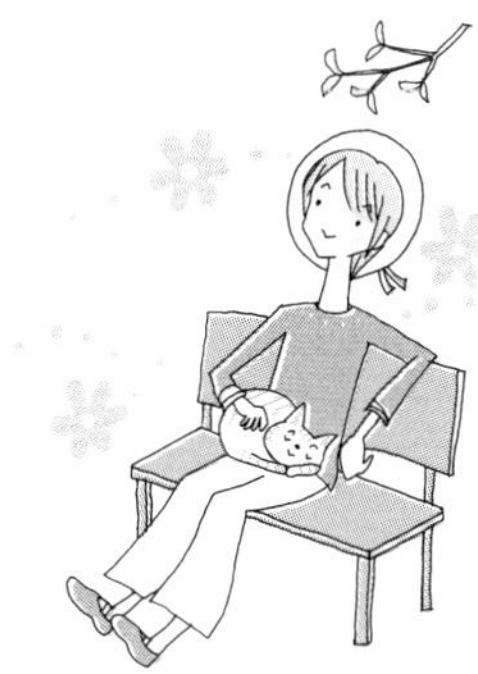

評言社

# はじめに

みなさん、初めまして。本書を手に取っていただき、ありがとうございます。

この本を手に取ったあなたは、今どんな思いを抱えているでしょうか？

もしかしたら心がモヤモヤして、先が見えず、不安な気持ちを抱えていたりはしませんか？

本書は、そんなあなたにぜひ読んでいただきたい本です。というのも、今の日本は女性にやさしくない国となってしまっているからです。

「子どもを産めというのに、サポートは少ない。どんなサポートがあるのか、わからないこともたくさんある。妊活していてもそのことすらうまく話せない……。こんな状況でどうすればいいの？」

そんな声が私の周りにはあふれています。

本来「妊活＝子づくり」と言われているように、楽しいもののはずです。しかし、

「妊活」という言葉が浸透していくうちに、いつの間にか子づくりは「つらく苦しいもの」となってしまったのです。

そんな状況をどうにかしたい一心で、私は筆をとりました。

もしかしたら、「どうして助産師が妊活？　妊活って医師の仕事じゃないの？」そう疑問に思われた方もいるかもしれません。

でも、それは実は違うのです。助産師が妊活をサポートすることに意味があるのです。

助産師は「産婆」のイメージが強いかもしれませんが、役割はそれだけではありません。性教育や更年期のケア、新生児のケアなど、女性に関して「赤ちゃんからご年配の方まで」幅広くサポートできるのが私たち助産師です。

助産師は看護職の中でも「生と死」の両方が隣り合わせにある仕事です。そんな「いのちの大切さ」をずっと近くで感じている助産師だからこそできる「妊活のサポート」があると私は思っています。

本書には病院では教えてくれない、でも本当は妊活を行ううえで一番大切なことを書きました。

・妊活をしたいんだけど、何から始めればよいかよくわからない
・妊活がつらい
・妊活をずっとやってきたけど、妊娠できなくてもう疲れてしまった

そんな思いを抱いている方にぜひ読んでいただきたい内容となっています。

この本を手に取ってくださった方が、この本を読んで「心が楽になって」「肩の力が抜けて」「前向きな気持ちになって」新たに妊活や日々の生活を送ることができるようにと願って書きました。

ぜひ最後まで読んでいただけると嬉しいです。

出逢いに感謝。

# もくじ

## 第2章　世の中にはつらい「忍」活があふれている



## 第3章　あれもこれもと妊活を欲張らないで！

## 第4章 引き算をしたら妊活に成功！

## 第5章　身体をあたためると、妊娠力がアップする

## 第6章　医者が教えてくれない「ぶっちゃけ妊活」の本音

# 第1章

# なぜ赤ちゃんがほしいのか、考えてみたことがありますか？

最初の章である本章では、そもそも
「なぜ赤ちゃんがほしいのか？」を考えながら、
妊活がうまくいかない「ボタンの掛け違え」が
どこに隠れているのか、みなさんと一緒に
紐解いていきたいと思います。

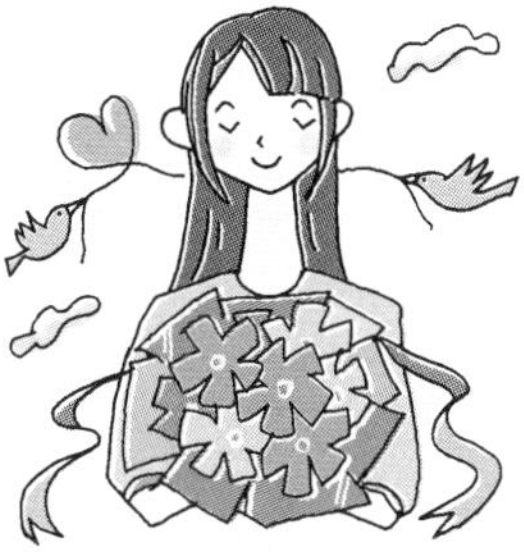

# 妊活をつらくさせる理由はいくつもある

突然ですが、みなさんはご自身の「ライフプラン」を考えてみたことがありますか？

「ライフプラン」とは、その名の通り、自分の人生においての「プラン」、つまり人生設計のことです。自分の仕事におけるキャリアや結婚、さらには妊娠・出産、家族とのかかわりや老後のことまで、自分がどういう人生を歩んでいきたいかについて、思いをめぐらせるのが「ライフプラン」を考えることです。

おそらくこれまでの人生で何度かは、「○歳までに結婚したい」「○歳で子どもを産みたい」といった、「自分の人生でいつ子どもを産むか」ということを考えたことがあるのではないでしょうか？

そして彼氏ができると（そのときの自分がおかれている状況や相手にもよります

が)、それがより具体的になり、その先の「こういう家庭を築きたい」「子どもと一緒に○○をしたい」といった、子どものいる人生についてのイメージや目標ができたりしていたと思います。

しかし、実際妊活を頑張っている人に聞いてみると、意外とこういったライフプランが出てこないことが多く、「子どもを持つこと」そのものが目的になってしまうケースが多くあります。

もちろん、「子どもを持つこと」は数ある人生の目標の一つでもよいと思います。しかし、「仕事で成功することだけが人生の目的」ではないように、「妊娠することだけが人生の目的」ではないはずです。

では、なぜこのようなことが起こってしまうのでしょうか？

その理由の一つが周囲からの「結婚したら子どもは産むもの」「妊娠はまだ？」というプレッシャーに影響されてしまうからだと思っています。私たちは妊活に限らず、自身の生き方や考えについては周りから大きな影響を受けています。しかし、妊活はそれらとは少し種類が違うのです。

まず大きな違いは、妊活は「自分が思ったほど予定通りにはいかないことが多い」ことです。例えば、妊活に励んでいたとしても、一生懸命妊活しているときに限って妊娠しないのに、妊活をやめたとたんに妊娠するということはよくあります。さらに妊活中に、自分の体質のマイナス面や、ときには病気が見つかり、不安な気持ちになることもあります。

また、他人と自分とを比べてつい焦ってしまい、「妊娠」そのものが人生の目的になってしまうこともあります。例えば同じ時期に結婚した友達には子どもが生まれ、自分にはまだ生まれてない……。こういった明らかな差が見えることで、より「妊娠すること」が目的になってしまうのです。

もう一つ、妊活をつらくさせている要因が、「妊活が長引くほどやる気やモチベーションが下がってしまう」ことにあります。

例えば、受験勉強や資格試験といった何か目標達成をするものの場合は、最初はゼロからのスタートでも、努力するたびにどんどん自分に知識や経験が身についていき、最後には目標達成することができます。

そのプロセスにおいて、たとえ苦労することがあっても、自分が「合格したい」、「取得したい」という気持ちがあれば、やる気も出るというものです。

何より、これらは受験日や合格発表日といった「ゴール」が必ず決まっています。

ところが、妊活はそうではありません。

妊活を始めたばかりのときは、だれしも「あたたかい家庭をつくるため」とか「夫のために」などと、妊活をコップが「愛情」で満たされた状態でスタートさせます。でも、トラブルやうまくいかないことがある度に、そのコップの中の愛情がどんどん減ってしまうのです。

そして一生懸命になっている女性は、自分を癒すことを忘れがちなので、愛情のコップが空っぽのままになってしまいます。さらに妊活は、「妊娠」という第一のゴールがいつ来るかわからないものです。その先の見えない不安が「妊活がつらい」という思いに拍車をかけてしまうのだと思います。

# あなたの妊活は本音？　それとも建前？

みなさんは「子はかすがい」という言葉を知っていますか？

これは、たとえ夫婦の間でいざこざがあっても、子どもがいることで夫婦が別れることなく、円満に過ごすことができるという意味です。実は私自身も、「子はかすがいなんだ」という強い体験を持っています。


私は父が歯科医、母が専業主婦という家庭で育ちました。

物心ついたときから、両親は喧嘩ばかり。そんな両親を見ていたせいか、小学校のときは、「今日は家に帰りたくないな……」と思う日もしばしばあったのです。

しかし、それを変化させる大きな出来事がありました。私が14歳のときに生まれた弟の存在です。弟の誕生で一気に家の中が明るくなり、家族みんなの生活が弟中心になり、比例するように両親の仲もよくなりました。

父も母もにこにこしながら弟を見つめ、夫婦の会話が明らかに増えました。喧嘩の機会も圧倒的に減り、私もまた学校から帰るのが楽しみになったのです。

弟の誕生は私たち家族の関係を大きく変えるとともに、私自身にも大きな衝撃をもたらしました。赤ちゃんは幸せの象徴そのもの。私の弟が家族を結び付けたように、夫婦に子供が生まれることで、より深く夫婦を結び付けるものになるんだ……。そんな思いをもたらしたのです。弟が生まれたことは私の原体験として深く心に刻み込まれそのことが私を助産師へと導き、ひいては妊活支援へ進むきっかけともなりました。

私は赤ちゃんが生まれることは、幸せの「縁」が生まれることだと思っています。その縁ができることで、点と点だった夫婦・家族が線で結ばれ、本当の意味での家族になる……。そしてその縁が月日とともに長く・太くなり、「絆」になっていくのだと思います。

さて、ここでみなさんに改めてぜひお聞きしたいのです。

あなたにとって、「赤ちゃんがほしい理由」は何でしょうか？

この理由に正解はありません。

私のような原体験がある方もいれば、「自分の子どもに会ってみたい」「旦那さんと子育てしてみたい」等々、いろいろな答えがあることでしょう。

しかし、そうやって理由を考えたときに「親から子どもを急かされているから」「友達みんなが産んでいるから」といったような理由が出てきたら要注意です。

なぜならそれは、あなたの「本音」ではないかもしれないからです。

しかも、そういった気持ちで妊活を続けていれば、必ずどこかのタイミングでつらくなってしまうはずです。だって、それはあなたが本当に望んでいることではないのだから……。


「私ってなんで子どもをほしいって思ったんだっけ?」

「子どもができたらどんな家族になりたいんだっけ?」

ぜひ、今一度自分に問いかけてみてください。

# 子どもを産む人生が本当に幸せ？

前項で「あなたが赤ちゃんをほしい理由はなんですか？」とお聞きしましたが、もう一つ考えてほしいことがあります。

それは、「あなたにとって子どもを産む人生が本当に幸せですか？」ということです。

「何言ってるの！　女なんだから当たり前じゃない……」と言う人もいるかもしれませんが、これからお話する方のケースをちょっと聞いてください。

実は私の相談者さんで、妊活をいったんお休みし、その後そのまま妊活をやめた方がいました。

その方は、30代前半で「3年間、さまざまな妊活をしたけれど妊娠しない」ということで私のところを訪れました。その人を仮にSさんとしましょう。

Sさんは、「今後、もし妊活を続行するなら、本格的な不妊治療となり、費用も体への負担もかかってしまう。ただ、それを自分ができるのかどうか迷いがあり、不安。さらに年齢的にもやるかどうか早めに決断する必要がある……」という切羽詰まった状況でした。


私はSさんにあたたかいお茶を差し出しながら、まずご主人は、妊活についてどう思っているのか、尋ねてみました。すると、「夫は〝あなたがやりたいならやればいいよ〟というスタンスで、消極的でも積極的でもなくフラットなんです」という答えが返ってきました。

また、3年間の妊活を振り返っていただくと、思いのほか「ネガティブ」な言葉が飛び出してきたのです。自分は今の仕事が大好きで、これからも続けたいと思っていること。ただ、妊活のために健康面に気を遣い、仕事をセーブしたときもあったこと。

それなのに、生理が来るたびに「妊娠しないのなら、もっと思い切り仕事をしたかった」と思ってしまっていたこと。

そして、そんなふうに妊活に集中できない自分が嫌なこと……。

途中から泣き出してしまったSさんを見て、私はこう声をかけました。

「Sさん、つらい気持ちを私に教えてくださり、ありがとうございます。今までたくさん頑張ってきましたよね。しんどかったですね。Sさんが無理をされてきたのも十分わかりました」。さらに「どうでしょうか、まずはいまSさんが思っている正直な気持ちをご主人に伝えてみてはいかがでしょうか。いま、私の前で話されたことをそのままご主人に伝えてみてください。そのうえでこれからどうしたいか、もう一度話し合っていきませんか？」とも続けました。

するとSさんは小さな声で「……はい」と答え、そのまま帰っていきました。

1週間後のこと、Sさんからメールが届きました。

そこには、妊活を少しお休みして、これまでセーブしていた仕事に思いきり専念してみることにしたこと、ご主人も妊活をすればするほど精神的に不安定になっていく奥さんをみて、妊活をやめたほうがよいと思っていたけど、喧嘩になるだろうから言えなかったことなどが書かれてありました。まずは「夫婦の時間を大切にする」という結論に至ったことも書かれていました。

「あきさんにお話を聞いてもらって、自分の本当の気持ちに気づくことができました。ありがとうございました」と、Sさんらしい真面目でやさしい一文に私は、「Sさんがこの先幸せに暮らせますように」とパソコンの前で願ったのを覚えています。

このように幸せの形は人それぞれです。

Sさんのように、妊活をしてみて改めて「私の幸せは子どもを産み育てることではないな」と気づく。それもまた、一つの選択です。

女だから子どもを産むのが当たり前ではないと思います。価値観は人それぞれ……。本当に子どもがほしい。こんな家庭をつくりたい！と思う方が妊活をすればよいのです。女性の場合は出産にある程度の「年齢という期限」がありますから、多少考慮は必要ですが、それ以外は「心から子どもがほしい」と思ったタイミングが妊活のタイミングなのです。

私は、みなさんそれぞれの幸せの形を応援したいと思っています。

## 妊活で「ひきこもり」になっていない？

これまで私は、不妊治療をしている方や妊娠・出産・子育てされている方々を延べ4万人ほど見てきましたが、大きく分けて2パターンの方がいると思っています。

一つは、妊活していることをある程度オープンに話し、周囲の理解を得ていくパターン。こういった方々は、積極的に妊活友達などをつくり、自分なりに情報を整理しながら妊活をすすめていきます。ですがこのパターンの方は全体の1割程度。またこういう方は妊活も短期間で終わり、妊娠していく方が多いです。

そしてもう一つが、妊活していることをご主人以外に知らせず、内にこもってしまうパターンです。こちらのパターンの人は、妊活のつらさを打ち明ける相手がご主人、もしくはご主人にも言えないので孤独感を募らせる方が多いようです。

私は圧倒的に後者が多いと感じています。

「妊活していること自体、恥ずかしくて言えない」

「周りの人に変に気を遣われたくない」

もちろん、そう思う気持ちもとてもよくわかります。

しかし、女性の場合、こうしたモヤモヤした思いは、どこかに「はけ口」がないと、どんどん自分の中で膨れ上がってしまう、という特徴があります。

そうやって大きくしたモヤモヤや不安が、いつしか自分自身を押しつぶし、妊活を続けられなくしてしまうのです。

かわいい赤ちゃんを授かるために頑張っているのに、そのことが原因で自分がつぶれてしまっては、とてももったいないことです。

私は、そうならないように、やはり常に不安や不満を吐き出せる人の存在がとても大切だと思っています。


少し話はそれますが、私は神社にお参りすることが好きなのですが、そこにご神木があれば木にもご挨拶するようにしています。

木は、私たちと似たようなところを持っています。雨が降ったり、風が吹いたり、ときに嵐がきたりすると左右に揺れ、それが強いとボキッと枝が折れてしまいます。しかし、それでも添え木をしてあげると木の中にある「自己治癒力」を使ってまた、元気になっていく……。

私は、人間もまた心が折れそうなとき、しんどいときは「添え木」をしてもらえばいいと思うのです。すなわち、苦しいときは「苦しいよー！」と叫び、話を聞いてもらいたいときには「話を聞いてー！」と声を上げる。

人生には、自分ではどうにもできないときだってあります。そんなとき、周りに助けを求めることは恥ずかしいことでも、また弱いからでもありません。

むしろそうやって支えてもらいながら妊活を続けていくことが、みなさん自身の心と体を守ることにつながるのです。

添え木も、1本でなければいけない、ということはありません。2本でも3本でも自分が必要だと思う分だけ助けを借りればいいのです。

もし、みなさんの中で「妊活をしていて、今の自分は引きこもり気味になっているな……」と感じたら、ぜひ「今、自分には添え木が必要なんだな」と思い起こしてください。

# 35歳を過ぎたらもうタイムリミット？

「35歳を過ぎたら、妊娠するのって難しいですよね？」

こんな相談もよく受けます。たしかに、女性の場合は年齢が高くなればなるほど妊娠率は下がります。

これは、統計上明らかになっていることですので、事実として受け止めざるを得ないことかもしれません。妊活をしていくには「正しい知識を身に付けて、冷静な行動をする」ことも大切だからです。

しかし、その一方で盲目になってしまうのが妊活を始めた直後の時期です。

多くの方が「自分は絶対大丈夫」とスーパーポジティブに考えています。

でもそれはどの方にも当てはまることなんです。この時期は、ご自身でもやる気が一番高まっているときなので、「頑張ればすぐに妊娠できるだろう、だからとことんやってみよう」と思ってしまいがちなのです。

その結果、「〜歳でも妊娠できた」「〜という方法を試して妊娠した」というよい情報ばかりピックアップしてしまうことも多いようです。

例えば、50歳前後の人が妊娠出産したニュースを見れば、「私はまだ大丈夫」と思ってしまう。不妊治療で「6割の人が妊娠した」という記事をみれば「不妊治療さえすれば、必ず子どもを授かる」と思ってしまう。

しかし、妊娠において「絶対」ということはありません。その大きな理由は「自分だけの努力でどうにかなるものではない」ということにあるでしょう。パートナーの協力はもちろん、タイミングや縁といったいわば、人の力の及ばない部分も妊娠にはあるからです。

そう考えてみると、たしかに統計上「35歳は妊娠の分岐点」と言われてはいるものの、誰もが35歳を超えたら妊娠できないわけではない、そのこともおわかりいただけると思います。

本書を読んでくださっているみなさんの中には、「35歳を過ぎて焦っている」という方もいるでしょう。

もちろん現状、これから妊娠しても、高齢出産になるという事実を変えることはできません。しかし、それはそれと受けとめて、その中で最大限、自分が何をできるか考えていくことをおすすめします。

また、妊娠とは不思議なもので、お互いにこれといった問題がなく、いくら仲がよい夫婦であってもお子さんに恵まれない、ということもあります。

実際、前の旦那さんとの間では子どもに恵まれなかったのに、再婚したら妊娠した、というケースもあります。妊娠・出産というデリケートな世界では、未だに医学的にもわからない、解明できないことも多いのです。

つまり、「高齢だから妊娠できない」「40歳過ぎても妊娠できる」といったゼロか100かといった考え方ではなく、「妊娠にはさまざまなケースがある」「医学的にわかることはほんの一部」そのことを心にとめて自分を追い詰めることなく、妊活をしてほしいと思っています。

## ご注意！ 赤ちゃんはペットじゃない！

私は、相談者さんに初めてお会いするときには必ず「なぜ赤ちゃんがほしいのですか？」とお聞きするようにしているのですが、意外と多いのが「親が産んだほうがいいというから」「主人がほしいというので……」といった理由や、「周りが子どもを産んでいるので」という理由です。

私はそれを聞くたび、その方の本音はどうなのかな、と考えてしまいます。

「○○さんが産んでいるから」というのは、見方を変えれば「ないものねだり」ということにもつながります。また、親や夫がほしがっている、というのは一つのきっかけにはなるでしょうが、そこに「本当に自分がほしいかどうか」を考えなければ、それはもしかしたらペットを飼うのと同じ感覚に陥ってしまっているかもしれません。

当たり前のことですが、赤ちゃんを産み育てる、ということはペットを飼ったりゲームをしたりするのとはわけが違います。

ゲームだったら、うまくいかなければリセットボタンを押してやり直すこともできます。あるいは、ペットであれば自分が気乗りしなければ無理にかまわなくてもよいかもしれません。

ですが子どもは、自分とは違う人格をもった一人の「人間」です。育ての過程においては、自分の意に沿わないことも多々あります。生まれてしばらくは当然、赤ちゃん中心の生活になります。そもそも自分が産んだ子どもであろうが、自分の思い通りにはならないということを学んでいくことが育児であり、親になるということなのかもしれません。

また、子どもはポジティブに考えれば、夫婦の縁をつないでくれる「かすがい＝絆」になりますが、ネガティブに考えれば、夫婦の縁を無理やりつなぐ「足かせ」にもなってしまいます。子どもを絆にするか、足かせにするかはみなさんの考えひとつということになります。だからこそ、なぜ子どもがほしいのか、自分の中で「本音で語る」ことがとても大切なのです。

実際に私のサロンでは、この点を何回も何回も聞いて、その人の「子どもを産みたい理由」というものを明確にしていきます。相談者さんも、「あなたは○○のために子どもがほしいと思っていたんですね」と第三者からはっきりと言葉にされると、いろいろな気づきがあり、一段と妊活に向き合いやすくなります。

人によっては、私から「失礼ですが、もしかしてみんなが子どもを産んでいるからご自身も、子どもをほしいと思ってらっしゃいますか？」という質問をすることもありますが、もちろんその場合は、そこで話を終わりにはしません。「みんなと同じことをしないと、〝自分が認めてもらえない、受け入れてもらえないのではないか〟という不安がありませんか？」というふうに、どんどん深いところを聞いていくようにしています。

妊活をすすめていくうえでは、その人の「本音」、つまりその人が「表として出している言葉」と「裏で考えている本心」を一致させていくことがとても大切なのです。なかなか妊活に前向きになれない、あるいはしんどいと感じているときは、どこかに「ひっかかり」があるのかもしれません。

いったん、どうして子どもがほしいと思うのかをゆっくり考えてみてくださいね。

# 赤ちゃんが生まれたら夫婦関係が改善するという誤解

「なぜ子どもを産みたいのですか？」という質問を投げかけると、「赤ちゃんが生まれたら、夫婦の関係がよくなっていくと思って……」とお話される相談者さんが一定数います。

そうやって、本音を打ち明けてくださったことはとっても嬉しいし、そのことに感謝し、お話を聞いていくのですが、そのあとでこのように伝えています。

「きついことを言っているのかもしれませんが……。夫婦関係というのは、赤ちゃんが生まれたからと言って必ずしもよくなるというものではないんですよ。むしろ、お子さんを育てていく中で、溝が生まれることだってあるんです。」

たしかに、お子さんが生まれたことで夫婦の絆が深まり、家庭円満になるケースもあります。しかしそれは、夫も妻も「お互いの意識や行動が変わった結果」円満になったというだけのことです。すなわち、このようなご夫婦は、「自分たちの行動を変える努力をした」ということになります。

１章の冒頭でもお話したように、私に弟が生まれたとき、たしかにそれまで仲の悪かった父と母が協力し合い、家庭は一気に明るくなりました。しかし、その前段階として「夫婦でもう一度やり直そう、向き合おう」とお互いが努力した行動の結果、弟が生まれたのです。夫婦改善の年月として、おそらく何年もかかっているはずです。

ある日突然、魔法使いのように子どもが夫婦の問題を解決してくれる。

子どもが生まれたことで、それまで家庭にあった問題がオールクリアーになる。

そんなことは残念ながらありません。そういう意味で、私の両親は問題が起こったときに「努力する人」だった、ということなのでしょう。両親に限らず「自分を変えるために努力できる」人たちは、子どもが生まれなかったとしても、なにかのきっかけで夫婦関係を修復できるのではないかと思います。

どんな人にとっても、子どもができて生まれてくることは、人生の大きなターニングポイントになります。それもあり、私のところに相談に来る人も、その延長線上に「夫婦関係も（自分の都合のよいように）変わるだろう」と思ってしまうのです。

しかし、よく考えてみてほしいのです。これから生まれてくるかわいいわが子は、自分たち夫婦を縁で結びに来てくれます。それだけでも素敵なことだし、生まれるだけで生きるか死ぬかの大仕事なのに、「パパやママの都合のいいように夫婦関係を変える」という役目まで背負わせるというのはそもそも無理な話なのではないでしょうか？

子どもができるというのは、人として、親として成長していくための課題にすぎません。子育てが始まれば基本的に子ども中心の生活になりますし、自分の思いどおりになることはほぼありません。

だからこそ、夫婦の協力が必要で、それを乗り越えた先に家族という絆が生まれるのです。

## 絶対に間違えてはいけない妊娠の3ステップ

前項で、「夫婦関係が良好だから、子どもが生まれる」のであって、「子どもが生まれるから夫婦関係が良好になる」ということはない、と伝えましたが、妊活にはほかにも「絶対に間違えてはいけない３ステップ」というものがあります。

そもそも妊活に至るまでには、

**1　相手のことを愛している、大好きという気持ちがある**

**2　愛（スキンシップ&コミュニケーション）のあるセックスする**

**3　妊活をする**

という3つのステップがあります。

いわば、愛情という土台の上に、スキンシップやセックスがあり、そのうえで妊活がくるというイメージです。

どんなカップルでも最初はこのようなスタートを切ります。しかし、妊活をしていく中で不妊治療まで進むと、土台となる「好き」という気持ちが見えなくなったり薄れたりといったことが起こります。

そうなると、セックスも「子どもができるための手段」になってしまうのです。好きだからセックスするのではなく、子どもをつくるためのセックスとなってしまうと、やはり妊活はうまくいかないのです。

別に、100％好き！　ラブラブ！　ということでなくてもよいのです。男女としてラブラブなのは一番ですが、家族として、人生のパートナーとして愛しているということでも全く問題ありません。

問題なのは、好きか嫌いかで言うと「どっちでもない（どうでもいい）」というものや、「好きじゃない」という感情を抱いている場合です。「どっちでもない（どうでもいい）」は黄色信号、「好きじゃない」となったら、赤信号だと思ったほうがよいと思います。

妊活をする前に、まずはみなさんが相手のことをどう思っているか、一度素直な気持ちで考えてみてください。

そしてその答えが「好きではない」場合は、そもそも夫婦関係を続けるかどうかを再考する必要があります。

また、「好きか嫌いかどっちでもない（どうでもいい）」という場合も、妊活をするのは一度ストップしたほうがよいかもしれません。私の経験上、夫婦関係が黄色信号の場合は、いざ子どもができると赤信号に変わりやすいからです。

そもそも、夫婦関係が良好な青信号だったとしても、産後、夫が育児に無関心、などといったことで、信号はすぐに黄色や赤に変わってしまいます。

そう考えるとやはり、少なくとも妊活を始めるときには夫婦円満の青信号の状態からスタートしていただきたいと思います。

# 妊活の前にするべきなのは夫婦関係の棚卸

この章では、「なぜ赤ちゃんがほしいのか」ということをテーマに、みなさんが抱えてしまいがちなお悩みや、夫婦関係のすれ違いについて伝えてきました。

相談者さんの中でも、結婚して数年経って、「子どもを持ちたい」という時期にさしかかったら、夫婦関係が悪化してしまっていた、という話をよく聞きます。

そうなってしまうと、より妊娠が遠ざかったような気分になり、「私はもう一生子どもを持てないのかも……」といったネガティブな方向にどんどん進んでしまいがちです。


しかし、自分の人生をそんなふうにとらえないでほしいのです。そうならないために、良好な夫婦関係を築く方法があります。

それが、夫婦の歴史を書き出した「夫婦の過去の軌跡」をつくることです。

まずは二人が出会ったときをスタートラインにします。
そこから

**・二人がどんなふうに出会ったか**
**・どんな交際をしてきたか（何年付き合ったか）**
**・交際時にどんなことがあったか**
**・プロポーズはいつか**
**・一緒に住み始めたときはどうだったのか**
**・どんな結婚生活を送ってきたか**

というように二人で昔話をしながら、過去をたどっていくのです。二人で話をしながら何かに書きだしてみるのもいいでしょう。そのときにぜひ伝えてほしいのは、相手にポジティブな感情を抱いたときの話です。

昔の思い出に触れながら「実はあのときこんなふうに思ってたんだ」「あなたのこんなところに惹かれたんだ」「こうしてくれてすごくうれしかったな」といった、今まで伝えていなかったけれど本当はよいと思っている相手の一面を伝えることで、お互いの感情が出てくるようになります。そして次に当時自分がつらかったことを淡々と冷静に伝えるのです。人は、怒りは受け入れがたいものですが、相手を傷つけてしまったということがわかれば、その事実を意外と冷静に受け止めてくれるものです。

つまり、過去二人の間に起こった事実について、二人で客観的に見て、お互い冷静な気持ちで話し合いができる、ということです。

そこから転じて、「この人はこんな思考があるから、これからはこういうコミュニケーションをとっていこう」とか、「このとき本当にうれしかったから、私もいつか相手にしてあげよう」といったことを過去から学ぶことができるのです。まさに、この「夫婦の過去の軌跡」づくりは、夫婦関係における棚卸といっていいと思います。

二人の間に起こっているネガティブな問題は、過去から学んで解決していけばいいこと。逆にポジティブなことはいくら話しても話尽くせない二人のかけがえのない思い出になるはずです。どちらにしても、メリットしかないのです。また、振り返りが終わり、現在地に戻ってくると、「ああ、私たち一緒にこれだけのことを乗り越えてきたんだね」という確信も持つことができます。さらに、夫婦関係の棚卸によって得た知識や思い出は、実は今後妊活をすすめていくうえで、これから二人が踏ん張るために必要な「絆」にもなります。

妊活は楽しいことばかりではありません。夫婦に、または妻だけに、ときには夫だけに、いろいろな問題が降りかかってくることもあります。そんなときに「二人であんなことも乗り越えてきたから、きっと妊活もあなたとなら大丈夫」「君は仕事でもなんでも頑張りすぎるから、妊活もあまり頑張りすぎないほうがいいよね」といった話ができたら、ずいぶん妊活に向かう気持ちも変わってくると思いませんか？

私は、この夫婦関係の棚卸を、妊活を始めようとするご夫婦全員にやっていただきたい、と思っています。妊活は体を整えることに目が行きがちですが、その前に思考や思い出を整理することが、結果的に安定した心と体をつくることにつながるのです。

ちなみに、この夫婦の棚卸を行うことによって、相手に不満ばかりが出てきてしまい、「全然好きになれない……」という本音があらわれることもあります。もしそんなネガティブなことばかりしか思いつかないのであれば、思い切ってお別れすることを考えてもよいと思います。客観的、かつ冷静に夫婦の関係を見直したら、お互いに相手に対して不満ばかりだった。それなのに妊活をするのは、ご自身も相手もつらくなってしまうばかりです。

この夫婦の棚卸では「これからも人生を共に歩んでいきたい人なのか、今のパートナーだからこそ妊活したいのか」というのが自然とわかるようになっているんです。二人の人生を振り返ることによって、「自分が望んでいた結果と違っていた」のなら、修正すればよいのです。

「妊活をしよう！」とやる気になっているときに、夫婦の棚卸をしたりライフプランを立てるのは勇気のいることかもしれません。しかし、あなたの人生はあなた自身のもので、あなたしか決めることはできません。子どもを産む人生が本当に幸せなのかどうか、そして子どもを産む場合、この人となら大丈夫と思えるのかどうか、ライフプランを一つの参考にしてみてください。

# 第2章

# 世の中にはつらい「忍」活があふれている

妊活は決して「絶対結果が出る」ものでは
ありません。現代の妊活は、「忍」活でもあります。
それではいったいどんな「忍」があるのか、
本章では、「妊活」の「忍」について
ご紹介していきたいと思います。

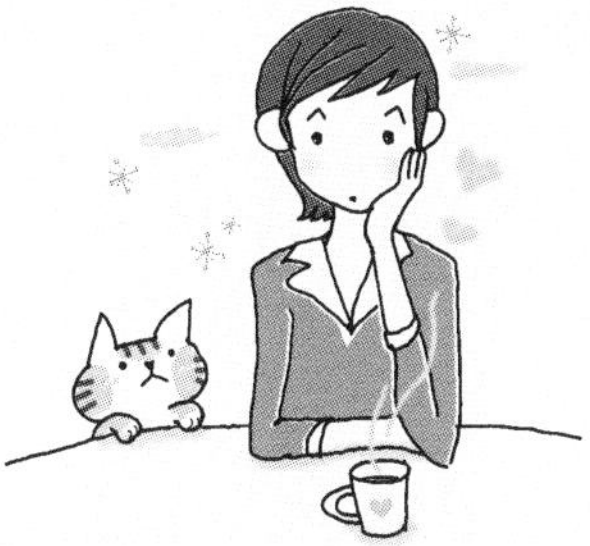

## あなたをみじめにする周囲のさまざまな声という「忍」

現代の妊活は、「忍」活でもあると言いましたが、ではいったいどんな「忍」があるのでしょうか。

家族や友人、同僚、上司など、周囲から投げかけられる何気ない言葉は、妊活における「忍」の一つです。


みなさんも、以下のようなことを言われた経験があるのではないでしょうか。

「結婚したなら、早いうちに妊娠しなきゃね」

「歳をとってからの出産や育児は大変だし、急いだほうがいいわよ」

そう言ってくる人たちに悪気はありません。むしろ良かれと思って言っている場合がほとんどでしょう。

しかし、妊活中は、このような発言から心を乱されたり、落ち込んでしまったりすることも多いのです。「年齢が若いほうが妊娠率が高く、出産後も楽なこと」は、妊活をしていれば誰もが知っていること。それをことさらに言われると、そのたびに傷ついたり、みじめな気持ちになったりするのは当たり前のことです。

その相手が、過去に妊活していた先輩ママの場合は、さらにダメージ大です。

「もっとこういうことをしたらいいのよ」

「私はこの方法で妊娠したよ」

それが初めて知る「目から鱗」の情報や、有益なアドバイスだったら、「へぇ～！」と感心できるかもしれません。でも一方で、それは「その人だったからこそ効果があったこと」かもしれません。

あるいは、それは「自分が過去に挑戦したけれどどうまくいかなかったこと」だったり、「自分にはどうしても合わなかったこと」だったりすると（この人はそれでうまくいったのに、なぜ私はダメだったの……？）とますますつらい気持ちになってしまうでしょう。

もし、妊活ではない話題だったら、聞きたくない情報は、耳のシャッターを下ろして聞かなければよいと思います。しかし、こと妊活の話題になると、どうしても無視することができません。「赤ちゃんを授かるためなら、情報を得てどうにかしたい」という気持ちがあるからこそ、耳がいつも以上にダンボになって、余計な雑音まで全部耳に入れてしまうことがあるのです。

もちろん言葉の受け取り方も人それぞれで、同じ言葉を言われて「ふーん」と受け流せる人もいれば、「ガーン」とネガティブに受け止めてしまう人もいます。

ちなみにこんなことを話している私自身のことですが……。

私も普段は落ち込んだとき、必要以上に情報を取り入れてしまい、混乱したり、勝手に一人で傷ついたりしています。そんなときは、「SNSを見ない・投稿しない」と決めて、一人で山奥の神社巡りをすることさえあります。

つまり私がお伝えしたいのは、調べればある程度のことは何でもわかるこんな便利な時代だからこそ、「何を取り入れるか」より「何を捨てるか」を考えることも大切なんだということです。

## 「つらい妊活」が妊活のデフォルトという「忍」

では、妊活中はなぜ、物事をネガティブに受けとめやすくなってしまうのでしょうか。私は、それは、妊活中の人たちが、楽しい妊活ではなくて、「つらい妊活」をしている人が多いからだと思っています。

例えば、世間一般のいわゆる妊活では、日々の生活の中でも、気をつけなければいけないこと、心がけなければいけないことがたくさんあります。ジャンクフードは食べすぎない、お酒はあまり飲まないようにする、体を冷やさないようにする……等々。今までより日々の暮らしを丁寧に行う必要があるのは明らかです。

クリニックに通って本格的な不妊治療を始めれば、体に負担のかかる検査や、場合によっては薬の投与などもあります。

妊活のために、仕事やプライベートを制限しているのに、結果が出ない……。

そんな状況の中で、妊活に関する話題を聞くと、気持ちがネガティブに傾いてしまうのです。そういう意味では、こうした「つらい妊活」が、妊活をさらにつらいものにしているのかもしれません。

「赤ちゃんがほしいなら、つらくても耐えて苦しみながら頑張るのが妊活」

「妊活はつらくて当たり前」

世間にはそんなイメージが浸透しています。ときにはSNS等でそんな書き込みをみることもあるでしょう。

しかし、ここで私は声を大にして言いたい！

ちっがーーーーーーーう!!

そんな妊活は本当の妊活じゃない！

もっと力を抜いて「楽しむ」妊活こそが本来の妊活だと思います。妊活の「楽しみ方」も本書の後半でお伝えしますので、参考にしてみてください。

## 周囲からの言葉以外のプレッシャーという「忍」

さて、周囲から受ける圧は、言葉だけではありません。

「新しい家族が増えました」のメッセージとともに送られてくる年賀状や「出産しました！」というLINEやInstagramなどＳＮＳでの報告。

実はこれらも、妊活中の人の心を乱します。

しかも年賀状やＳＮＳの投稿、報告には必ずと言っていいほど写真が付いていますよね。

生まれたばかりの愛くるしい顔をした赤ちゃん、お宮参りで大切そうに抱っこされた赤ちゃん、新しい家族を囲んでうれしそうなママ……。あなたが心からほしいと思っている家族の姿がそこにはあります。

もしあなたが妊活をしていなければ、「わ〜、かわいい！」「おめでとう！」と自然に笑顔や祝福の言葉があふれてくることでしょう。

しかし、妊活中の今、そんな写真や画像を見ると心の中はうらやましい気持ちがうずまき、素直に喜べない。そんな自分が嫌で仕方なくなる。

特に、相手が友人や親族など近しい人であればあるほど、祝福してあげたい思いと、そうはできない自分とのギャップが広がり、受けるダメージも大きくなるでしょう。

一方で、あなたと同じように妊活をしている親しい友達は、わざわざ「妊娠しました！」という連絡はしないでしょう。なぜなら、あなたが頑張っていることを知っているし、そうした報告がどれくらいつらいものか知っているからです。

しかし、そんな親しい間柄であっても、出産報告だけは、さすがにしないわけにはいきません。というか、出産したのに報告一つしないほうが失礼に当たるとは思いませんか？

ですから、この報告はいわば相手にとっては「事務連絡」みたいなもの。

こちらも割り切って受け止めるようにしたらよいのです。あくまで事務連絡なので無理に過剰な反応をしなくて大丈夫、と流すくらいの気持ちでいたらよいと思います。

かといって、無反応は失礼ですし、祝福したい気持ちはあるわけですから、ＬＩＮＥなどで「おめでとう！　体を大事にね」といった定型文を返せたら、それでもう十分です。


その後、つらければ、ハガキなどは見えないところにしまったり、タイミングを見計らってほかの郵便物などと一緒に破棄してしまったりしてもよいと思います。

「受け取って返事を返しただけでも、えらかったよね」

そうやって自分を褒めてあげればよいのです。

自分がつらいときに周囲のことを思いやってお祝いの言葉を伝えられるそこのあなた！　あなたは本当に素敵な方なのです。

## 生理がまた来たという精神的につらい「忍」

妊活中には、さまざまなことが起こります。普段は何も思わないことでも、妊活中だからこそショックに思う出来事もあります。

その一つが、「生理が来る」ことです。

特に妊活をしている女性にとって、生理がまた来たという事実は精神的にも肉体的にもつらいものです。

ＰＭＳなど、生理自体がもたらす痛みはもちろんですが、それ以上に「また生理が来ちゃった……」という心の痛みを味わうのは、まさに妊活中の人特有のものでしょう。

妊活中の女性にとって生理が来ることは、今月も「妊娠しなかった」という事実を突きつけられることでもあります。

妊活をよくマラソンにたとえる人がいますが、私は決して赤ちゃんが生まれることがゴールではないと思っています。

マラソンは、42・195㎞走り切れば、終わります。オリンピック選手であれば約2時間、一般の人でも、約5時間もあればゴールできるそうです。ちなみに私は持久力も体力も持ち合わせていないので数時間では難しいですが、歩いてもよければ、一日かけてでもそのうちたどり着けるだろうと思います。

しかし、妊活はそうはいきません。妊娠するまでに1年かかる人もいれば、5年、10年かかる人もいます。「先の見えない」という意味で妊活はマラソンのような「走り切れば終わるもの」ではないのです。

さらに妊娠・出産のあとには、「子育て」というさらに長いマラソンコースが待っています。つまり妊活は長いマラソンのほんの始まりにしかすぎないのです。「位置についいて！　用意！　スタート！」という掛け声がありますが、これでいうと、「位置について」は結婚、「用意」は妊活、「スタート！」は妊娠してから以降、子どもが真の自立をとげるまでということになるはずです。

だからこそ、妊活はゆるく、無理せずがポイント。この時点でいきなり全力疾走してしまうと、あとが疲れて動けなくなってしまいます。

妊活をしている女性はみな、先の見えない不安を抱えながら妊活をしています。暗いトンネルの中を一人きりで心細さを抱えながら進んでいるような気持ちになるんです。だからこそ、「生理」が来るとがっかりする。

その気持ちは痛いほどわかります。だから、そんな方たちに伝えたいのは「頑張りすぎて、自分自身を追い詰めないでほしい」ということです。

妊活中、一番の味方は「あなた自身」です。まずは自分を癒し、大切にする時間をつくってほしい。妊活がつらいと感じたなら、休むことを認めてあげてほしい。

休むことは、悪でもサボることでもありません。自分に優しくしてあげてほしい。

そうするからこそ、妊活を楽しいと思えるようになるのです。私は、いつも相談者さんにそのように声をかけています。

## 妊活すればするほど引きこもりになるという「忍」

これまでお伝えしてきたように、妊活にはさまざまな「忍」があふれていますが、実は、その「忍」は、妊活に頑張るその人自身がつくり上げてしまっているケースもあると思います。例えば、

・周りの言葉で落ち込む
・友人からの妊娠、出産報告を聞くのがつらい
・ネット検索でネガティブな情報を見つけて絶望的な気持ちになる

こうしたつらさは、もしかしたら、
「妊活はつらいけど、頑張らなきゃいけないんだ」
「私のことなんて、誰もわかってくれない」
「私だけがこんなつらい思いをしている」
といった思いが、自分自身を「メンヘラ」な自分につくり変えてしまっているのか

もしれません。

こうした「忍活」の数々は、実は自分のメンタルやマインド次第で、改善できるものもあります。

そこでぜひ、覚えておいてもらいたいのが、ご自分の心の「メンタルケア」です。

具体的に言えば、「つらさを感じたときに、気持ちをうまくスイッチして、つらさを乗り越えられる方法」を持っておくことです。


例えば、私は相談者さんには、「自分の心がつらいときには、何でも話せる人を3人つくりましょう」とお伝えしています。この3人は誰でもよいのですが、できれば一人は仲のよい友人。もう一人は妊活を経験した友人や先輩。そしてもう一人は助産師やカウンセラーなどの専門家をおすすめしています。

モヤモヤした思いの丈を声に出して話す、誰かに聞いてもらうとそれだけで楽になりますし、何よりスッキリします。そして三者三様だからこそ、今回の話はこの人にしよう！と使い分けることができ、心身ともに楽になることが多いのです。

例えば、妊活をしている方の中には、「妊活をしていることを他人に知られたくない」という思いから他の人に話せない人や、「言ってもどうせ理解してもらえないから」と引きこもりがちになる人も少なくありません。そういった悩みであれば、妊活経験者や専門家のほうがよいかもしれません。特に「こんな初歩的なこと聞くの、恥ずかしいな」などということであれば、妊活経験者のほうがよりよいかもしれません。

しかし、精神的にぎりぎりのところまで来ていたり、体調が思わしくないようであれば、まずは専門家に相談するのが賢明でしょう。

逆に夫婦喧嘩や職場のことなどに関しては、昔から自分のことを理解してくれている友人のほうが話しやすいかもしれませんし、問題解決も早いのではないでしょうか。

妊活に関する「ひきこもり」は、ほうっておくと「妊活うつ」につながることもあります。

大切なのは「自分は傷ついている。助けてほしい！」と声を上げること。助けてくれようとする人の手をしっかりと掴むこと。これさえできればあとは案外どうにかなるものなんです。つらいときは泣いてもいい。叫んでもいい。しっかりと手を伸ばして、掴んでくれた人の手を決して離さないことが大切なんです。

ですが、人によっては「誰かに悩みを打ち明けることがストレス」となる方もいます。「話すのが面倒だから自己解決したい」という方もいます。

そのような人は、ぜひ「人に話すこと」以外の方法にトライしてみましょう。

何かスポーツをすることで、うつうつとした気持ちを発散するのもいいですし、お気に入りの場所や、行ったことがない場所に旅行してみるのも気晴らしになります。

大きな声を出すのはストレス発散に効果的なので、カラオケもおすすめです。

ちなみに私のおすすめは「神社巡り」です。それも都会的なところではなく、自然豊かな「呼ばれないといけない神社」と言われるようなところがおすすめです。自然豊かな場所で心身ともに癒されながら自分を俯瞰してみる時間をつくる。そうすることで本当は自分は何をしたかったのか、そのためにはこれからどうすればよいのかが明確になり、気分がすごくすっきりします。超おすすめです！

「心じゃなくて身体がつらいんです……」という方もいるでしょう。

そんなときは、妊活に特化したボディケアをしてみてください。

例えば、アロママッサージはホルモンバランスを整えたり、リラックスできたり、身体も心も癒やしてくれるでしょう。

手軽にできることとしては、「入浴」もおすすめです。

妊活に「冷え」は大敵です。45度前後の「熱いけど我慢できるくらい」のお湯に3分程度つかって、その後少し休憩したらもう一度3分程度熱いお湯につかる。そうすることで、身体が芯からあたたまります。

ただし、リラックス目的で入浴する場合は、ぬるめのお湯にゆっくりつかってください。気持ちを落ち着かせる自律神経の「副交感神経」が活発になり、ストレス発散にも効果的です。今まで何も意識していなかった入浴も、「冷え改善」や「リラックス」など、何を目的とするかで入浴方法は異なります。

また、生理中でも、足湯をすることで同じような効果が得られます。

お風呂でしっかりあたたまり、副交感神経を優位にさせておくと、質のよい睡眠にもつながります。睡眠も妊活においては、重要な要素です。好きな香りの入浴剤、アロマオイルなども活用しながら、心地よいバスタイムをつくりましょう。

今挙げてきたような事柄はすべて自らの気持ちから出る「内的」なつらさです。

逆に、職場での妊活ハラスメント（プレ・マタニティハラスメント）や、妊活を理由にした執拗なイジメなど、「外的」なつらさもあります。

この場合はその旨を会社に訴えてみたり、部署を異動するなど環境を変えてみたりといった対処をし、対策をして改善していく必要があるでしょう。

ちなみに２０２３年の４月28日に厚生労働省は、「不妊治療を受けながら働き続けられる職場づくりのためのマニュアル」や「不妊治療と仕事の両立サポートハンドブック」を新たに公表しました。

以前より、国を挙げて妊活に協力的になろうとしているということです。


自分で自分を「メンヘラ」にしていませんか？

まずは自分の状況を人に伝えることからはじめてみませんか？

あなたの手を取ってくれる人は、意外にたくさんいるかもしれませんよ。

もし手を取ってくれる方がいないように思えたときは、ぜひ私に相談してください。

あなたは、決して一人ではないのです。

## 妊娠しないのにかさむ医療費という「忍」

地域や治療施設にもよって様々なので一概にはいえませんが、妊活において、治療期間が長くなればなるほどのしかかってくる「忍」といえば、お金の問題があります。

これまでの不妊治療では、人工授精で１回約３万円、体外受精は１回約50万円程度の費用が必要といわれていました。治療総額が１００万円、２００万円と高額になることも少なくなく、誰でも簡単に受けられる治療とはいえませんでした。

ご存じの方もいると思いますが、２０２２年4月より、人工授精や体外受精といった不妊治療は保険適用の対象となりました。

まだまだ年齢や回数などに制限はあるにせよ、多くの方がその恩恵を受けられるようになり、不妊治療のハードルはかなり下がりました。「保険が適用されるなら」と、治療そのものや治療内容について検討するご夫婦も増えてくると思います。

とはいえ、厳しいことを言うようですが、お金をかけて治療をしたからといって、必ず赤ちゃんを授かれるわけではありません。「金額と効果が比例するとは限らない」のが、妊活のつらいところの一つです。

私は、夫婦で意見が一致していれば、また、家計がゆるすなら妊活にいくらつぎこんでもかまわないと思っています。「貯金から150万円は妊活費用に回して、それまで頑張ろう」と予算を決めておくのもいいですし、「借金してでも子どもを授かりたい」と思うのであれば、前に突き進めばいい。それくらい、「赤ちゃんがほしい」という気持ちを強く持っているのですから、世間体や周りの声なんて気にすることはありません。大切なのは、ご夫婦が納得できるかどうかです。

ただ、前述したように「金額と効果が比例するとは限らない」ことはきちんと理解しておく必要があります。またこれも当然のことですが、赤ちゃんを授かったあとも子育てには相応のお金がかかります。進学先などにもよりますが、独り立ちするまでに一人1000万円はかかると思っていて間違いありません。

ですが個人的には、「お金がないから子どもを産まない」という選択肢はできれば避けてほしいのです。ある程度のお金は必要ですが、経済的な不安を抱えていた方でも、私がサポートさせていただいていた方は、結果として何とかなっていることがほとんどです。「妊娠したときはどうしようかと思ってたけど、意外と何とかなるもんでしたよ」とニコニコしながら話すママを、何人も見てきました。

人は、何十万、何百万とお金をかけると、「結果に対しての期待値も上がってしまい、妊活が他人まかせになりがちです。

「これだけお金をかけたんだから、あとはお医者様にまかせればいい」

「処方される薬や治療を受けていれば、いつか必ず授かれる」

そんなふうに、医療に過度に期待を寄せた「医療におまかせ」スタイルになってしまうのです。しかし、言うまでもないことですが、医療は万能ではありませんし、お医者さんは神様ではありません。

まずはあなたの行動で、授かりやすい身体に変えていくことが重要なのです。

## セックスがうまくいかないという「忍」

妊活における夫婦間の悩みの中で、一番多いのがセックスに関する悩みです。

男性はそもそも本能的に、「射精すること」を最も重視します。ロマンチックな雰囲気の演出が上手な男性はいますが、それも、すべては射精というゴールを達成するために必要なプロセスに過ぎません。

そういうとムードのかけらもなくなってしまいますが、体の仕組みもあって、本能的に男性はそのような生き物なのです。ロマンチックな演出ができるのは、男性自身にやる気がみなぎっていて、獲物をおとしたい！　つまりセックスをしたい、つまり最終的に射精をしたい、というスイッチがバチーンと入っているから。女性をわがものにするための入念な準備といってもいいかもしれません。

ですが妊活の場合、どちらかというと女性側にスイッチが入っている状態です。

「今日は排卵日だから早く帰ってきてね」

「○月○日は、先生にチャンスの日って言われたから、予定を入れないでね」

「今夜セックスしないと、妊娠できないかも……」

妊活中は、ついついこんな言葉を言ってしまいがちです。しかし、そうやって女性側が「この日ね！」とグイグイ迫ると、男性側はスイッチオフの状態から無理やりスイッチを入れることになってしまうのです。

これは男性からしたら、とてもつらいことです。いうなれば、「何の準備もしないまま いきなり射精しろ」と言われるくらいの衝撃だと思います。

女性は、「今夜セックスしよう」と思ったら、ある程度自分でスイッチが入れられますが、男性のやる気スイッチは女性に比べて衝動的で、自分では制御しにくいのです。

そのため、義務感で行うセックスでは、勃起しにくかったり、気持ちがよくなかったり、妻だけでなく、夫は夫で嫌な思いをするわけです。

ここには女性にはわからない、男性なりのわびしさ、つらさがあるわけです。

## 妊活に協力的でない夫にイライラする「忍」

ここまで妊活中のつらい「忍」についてお話してきましたが、先のセックスについてを含め、その大半は夫婦問題に原因があるのではないかとも思っています。あくまでも私の感覚ですが、つらい妊活をしている人の8割以上は、夫婦間に何らかの問題を抱えているようでした。その中でもよく聞くのは、「夫が妊活に協力的ではない」という妻側の不満です。

「通院したり、薬を飲んだり、痛い治療をしたり、つらいのは私ばかりで、夫は何もしてくれない」

「タイミングを取る日なのに、夫はセックスをする気が全然なくてイライラする」

「妊活って女性は結構大変なのに夫は何もわかってくれない」等々。

つまり、「夫が妊活に非協力的だ」と考えている女性が多いように感じます。夫婦の間で、妊活における認識や愛情などの総合的なバランスが取れていないのです。

ただこれも、少し考え方を変えるだけで驚くほどバランスが整うこともあります。妻側はどちらかというと「不妊治療は、女性ばかりつらい」「私ばっかり頑張っている」と思いがち。実際、毎回の治療でつらい思いや痛い思いをするのは、女性のほうが圧倒的に多いのですが、そうすると女性側は、「夫には一番わかってほしいのに、わかってくれない」「つらいのは自分だけ」という思いにとらわれてしまうのです。

妊活は二人でするもの、だからこそ、妊活への理解についても、夫婦間でずれがないようにすることが大切です。なぜなら、そういったずれが妊活の障害となり、よい結果を生み出せなくなってしまうからです。

そこで私は、このような事態にならないために、夫婦での話し合いをおすすめしています。といっても、話し合ってもらうのは、セックスの問題や妊活への理解についてではありません。

自分たちに子どもがいたら、どんな未来を描きたいか？

子どもと一緒にどこに遊びに行きたいか？

といったような「子どもと過ごす未来」を想像して、二人であれこれ話し合いをしてもらいます。また、自分の幼少期を思いだしてみるのもおすすめです。子どもが生まれたら「子どもに伝えたいこと」が見えてくるかもしれません。

例えば、

・一緒にピアノを習いたい
・自然豊かなところで子育てをしたい
・自分が生まれた地域の歴史を教えたい

こんな思いがお互い話せたら、二人で実際に旅行に行ったりするのもおすすめです。子どもができたときのイメージが湧きやすくなるでしょう。

大切なのは、まずは二人が、「どんな夫婦になりたいか」「どんな親になりたいか」「どんな家庭をつくりたいか」を話し合うことです。そして、もし子どもができなかったときどうするか、「夫婦の未来」も考えてみてください。

私のところに来る相談者さんの中には、私と冷静に話していくうちに「確かに私はとにかく妊娠することに躍起になってしまい、夫側の気持ちを考えていなかったかも……」と気づき、夫婦関係が改善された方もいます。

妊活は個人プレイではなく夫婦で協力していくもの。ぜひご主人との円滑なコミュニケーションを心がけて楽しく取り組んでいただきたいと思います。

それでも夫婦間のコミュニケーションがうまくいかない場合は、第三者に相談するのも一案です。

私たち助産師を含め、カウンセラーなど専門家に相談することで、解決策が見えてくるかもしれません。日本でカウンセリングといえば、「つらい人だけが行くところ」というイメージがあります。ですが海外では、夫婦でカウンセリングに行くことはごく一般的です。決して恥ずかしいことではありません。

まずは夫婦一緒に相談に行ってみて、その後は別々に行ったりと、あえて分けてみるのもおすすめです。

夫婦間に問題がある多くの場合、双方に要因があります。妻の気持ちや治療をまったく考えない身勝手な夫もいれば、前述したように妻がイライラしている裏で、しんどさに耐えている夫もいるかもしれません。大切なのは、お互いの本音を知って、二人で夫婦関係を改善していくこと。

解決策はどちらかに偏るのではなく、双方が歩み寄った中間点に着地するのが理想的。第三者を交えることは、それを客観的に判断しやすくなるというメリットがあります。トラブルが起こったときの解決策はいつも、その「真ん中」にあるものなのです。

なんにせよ、まずは夫婦で話し合う機会をつくりましょう。たとえ今は関係が悪くても、もともとは好きあって結婚したパートナーです。「きっと、お互い冷静になれば、わかり合える」まずはそう思って落ち着いて話を進めていくことで、必ず二人ならではの「答え」が見つかるはずです。

# 第3章

## あれもこれもと妊活を欲張らないで！

私は、本来妊活は楽しむものだと考えています。
そこで3章では、
妊活を楽しむためにはどうすればいいのか、
私の提唱する「ズボラ妊活」のいろいろを
ご紹介したいと思います。

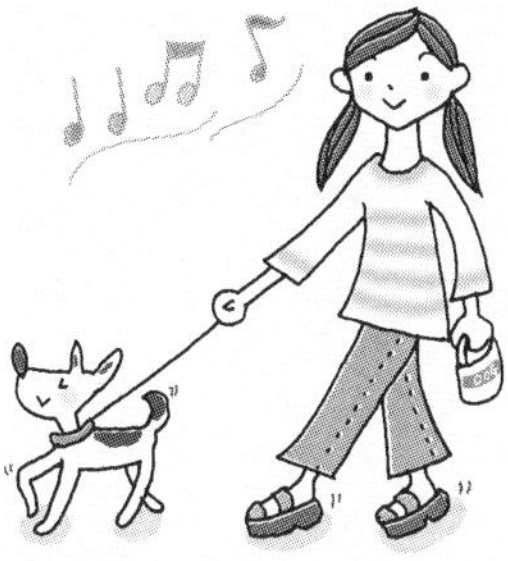

## ズボラ妊活で大事なのは「〜すべき」を捨てること

「赤ちゃんがほしいなら、これを食べるべき」
「こんな運動をするべき」
「この漢方を飲むべき」

世の中の妊活情報には、信ぴょう性はさておき、このような「〜べき」論があふれています。

こういった情報をネットや周りの人から得るたびに、本当は「嫌だな……」「しんどいな……」と思っているのに「これをやらなければ妊娠できない」と、半ば強迫観念にかられたりプレッシャーを感じたりしている人も多いのではないでしょうか。

嫌だなと思っても、我慢しながらやり続けることに自分が納得できるなら、それでもいいのかもしれません。しかし、そうすることで余計に妊活がつらく苦しいものになってしまった方を私はたくさん見てきました。

嫌なことをするのは、誰だってストレスを感じます。妊活の場合、そこへさらに「こんなにやっているのに結果が出ない……」「つらいけど、赤ちゃんを授かるためならやるしかない」といったストレスが加わることもあります。

そんなふうに心に負担がかかり続ける状態では、たとえ本来は身体によいことでも、その効果を十分に発揮することは難しいのではないでしょうか。

私は、本来妊活は楽しむものだと考えています。そこで私からのアドバイスですが、そんなつらい妊活は、今日からぽーーーんと手放してしまってください！

その代わり、ぜひみなさんにやっていただきたいのは、「ズボラ妊活」です。字面からも、見るからにゆる～い感じがしませんか？（笑）

ズボラ妊活では、まず「～すべき」を捨てる！これが大前提です。

「じゃあ、何をするの？」というと、「自分がしたいと思うことだけ」をする。「have to」ではなく「want to」を大事にする。これが、ズボラ妊活の考え方の基本です。

とはいえ、いきなり「あなたのしたいことは何ですか？」と聞かれても、戸惑ってしまうと思います。だけど、大丈夫。

なぜなら、あなたはもうその答えを「あなたの自身の中」に持っているからです。

わかりやすい例として、私の話を紹介させてください。

みなさんは、ナツメという果物をご存じですか？　古くから薬膳食材として知られていて、中医学では五臓六腑の「肝」の気がめぐりすぎるのを抑える効果があるとされています。もしかしたらみなさんの中にも食べたことあるよ！　という人がいるかもしれません。

ところがこのナツメ、いわゆる「万人受けする味」ではなく、「おいしくない」と言う人もいます。

かくいう私も、ナツメが大好きというわけではないのですが、肝の気がめぐりすぎて更年期のようなのぼせの症状が出たときは、ナツメを口にします。すると不思議なことに、そんなときのナツメは驚くほどおいしく感じるのです。

まさに身体が欲している！　という状態です。そのため、無理なく食べられますし、1日の目安量は3粒といわれているのですが、それ以上にいくらでも食べたくなるくらいです。

ところが、次第に身体の調子が整ってくると「そんなにおいしくないな」と普段の感じ方に戻るのです。３粒食べれば十分満足して、それ以上はほしくなくなるのです。

医学的にデータをとっているわけではありませんが、おそらくナツメの成分が、自分の身体にとっての必要量に達しているのでしょう。そうすると身体の方からも「もういらないよ」とサインが出る。

つまり、これが「やりたいことだけやる」ということです。

自分に必要なもの、もしくは不要なもの、すでに十分足りているものなどは、「おいしい」「おいしくない」「もう要らない」といった感覚を通して、身体が伝えてくれています。

あなたの身体に必要なものは、あなたの身体が一番よく知っているのです。

妊活に限らず、みなさんもこんな経験があるのではないでしょうか。

・風邪をひいたとき、いつもは物足りないような薄味の食事がとてもおいしく感じる。

・普段は静かな場所が好きだけど、元気がないときはにぎやかな場所のほうが楽しい気持ちになれる。

・疲れてくると、自然豊かな場所へ行きたくなる。

これらはすべて、第六感がみなさんに「こうしたほうがいいよ〜」というサインを出しているということなのです。

妊活で行っていることの中から、「おいしい」「楽しい」「心地よい」「もっとやりたい」といった自分の「快」の感覚をぜひ大事にしてみてください。

そうすることで、「これはおいしくない」「つまらない」「気分が悪い」といったネガティブな感覚にも気づきやすくなり、あなたにとって不要な「〜するべき」が何なのかも、明らかになるはずです。

「それはわかったけど、そもそもおいしいのか、楽しいのか、自分の感覚がよくわからない」という方もいると思います。

そんな方は、もっともっとシンプルに「好きか、嫌いか」で、物事を考えてみるといいでしょう。

子どものような素直な気持ちになって、「これ好き？　嫌い？　どっちかで答えてね」自分に問いかけてみるのです。

あまりかまえずに、肩の力を抜き、ありのままの自分の声に耳を傾けましょう。

これを習慣化していけば、「あ、これは好き」「これはあんまり好きじゃない……」といった感覚がだんだんわかってくるはずです。

そして、その感覚をもとに、やることを判断していきましょう。

さきほどの私の例ではありませんが、ナツメを食べてみて「おいしくない！」と感じれば、食べるのをやめればいいのです。ヨガをやってみて「私にはつらいわ……」と思ったら、違う運動に乗り換えればいい。

それが、あなたの身体が出した答えなのです。

「おいしくない」「つらい」など、ネガティブな感覚を抱いたことにいつまでもしがみついているのは、大事な時間を無駄にしてしまうことになります。

やりたくないことはやらない。

嫌いなことはやめる。

そんなふうにいさぎよくポイッと捨てて、他の「おいしい」「楽しい」ことを探してみましょう。

同じ妊活のための食事や運動でも、嫌いなことやつらいことより、好きなことや心地よいことをするほうが、ずっとストレスフリーで何倍もよい効果があると思います。

自分の感覚を大事にすることで、あなたを苦しめている「～するべき」論の呪縛から脱出し、つらい妊活から楽しいズボラ妊活へシフトチェンジしていきましょう。

あっ！ だからといって毎日ジャンクフードを食べてしまうのは、体ではなく脳が欲しているストレス発散のようなものなので、妊活とはまた別物ととらえて注意してくださいね。

食べすぎると痛いしっぺ返しがあります。それは私も体験済み（笑）です。

# いろいろなことをたくさんやるのではなく、やらないことを決める

ズボラ妊活では「～すべき」を捨てて、自分のやりたいこと、好きなことだけやりましょうとお伝えしました。

そう聞いて、「やりたいことだけやって本当にいいんだろうか」と、罪悪感のような思いを抱く方もいます。

中でも、これまでの人生で「～すべき」「～しなければならない」という気持ちを強く持って生きてきた人ほど、そんなふうに感じてしまうようです。

「やりたくないことだけど、無理すればできるからやってしまう」「やりたいことだけやるのは自分勝手で悪いこと！」、実は、私がまさにそうでした。

助産師として病院で働いていたときのことです。

私は「自分の感情とは関係なく、やるべきことはやらなくては」といういわば使命感のようなものを持って働いていました。

そんな考えがしらずしらずのうちにプライベートの自分にも染み付いていたのでしょう。病院での仕事を離れてもしばらくは、「〜すべき」という気持ちにがんじがらめになっていました。ですから、みなさんが「感情のまま動く」ことで抱える罪悪感はとてもよくわかるのです。

しかし、本来「やりたい」や「好き」を軸にすることは、「悪」でもなければ、「わがまま」でもありませんよね。

むしろ妊活中は、自分にとって必要不要なことを判断し、「妊娠」という自分が目指すゴールへ最短距離でいくためには、なにより「自分の感覚を大切にする」ことが大事なのです。

とはいえ急に、「じゃあ、明日からやりたいことだけやるぞ！」とはいきません。今ではこんなふうにズボラ妊活を推奨する私だって、最初は「やりたいこと」どころか、前項でお伝えした「好きか、嫌いか」の感覚すらよくわからない状態でした。

そこで、私はまず自分の「好き」を探すために、とにかくさまざまなことを体験しました。

サロンを開設する前には、薬膳料理、オーガニック、中医学、運動は筋トレやウォーキング、ヨガ、エアロビなど、世の中で「妊活によい」とされていることはひと通り経験しました。妊活に効果的なお風呂の入り方を体験するため、湯治場まで足を運んだこともあります。私の住んでいる徳島県から10時間かけて、群馬県の草津温泉まで行きました。

そうやっていろいろな経験を積むたびに「これは好き」「これはあまり好きではない」「これをやると体が楽になる」「これは体がつらいだけ」などと、自分の「好き」を基準に考えることを続けていくことで、だんだんと感覚が養われ、自分のベストがわかるようになっていきました。

と同時に「やらなくていいこと」「気が進まないこと」はバサッと切り捨てて、あとはひたすら好きなことだけをやっていくようにしたのです。

すると、どうでしょう。毎日ルンルンと前向きな気持ちで過ごせるようになっただけではなく、体の調子がぐんぐん整ってくるのを実感しました。ポジティブな変化を実感したことで「好きなことだけをする罪悪感」も徐々に消えて「自分にとってこれが正解なんだ！」と思えるようになったのです。

みなさんに伝えたいこと。それは「気になった運動や食事はまず1回やってみる」ということです。最初から本格的にやる必要はありません。自分が好きかどうかを判定するためのトライアルだと思って気軽に始めてみてほしいのです。

食わず嫌いの方が、まずは一口味見してみるようなものです（笑）。

例えば、食材なら小袋を買って少し味見をしてみるとか、運動であれば「体験教室」や「初回無料キャンペーン」などを利用してお金をかけずに1回試してみるのもいいと思います。

逆に避けてほしいのは「気になるけど、あれはきっとダメだろうな……」と体験する前から決めつけてしまい、気になっていることをトライせずに敬遠してしまうことです。

私のサロンにいらっしゃる相談者さんにも多いケースなのですが、「やってみたら、実は自分にとても合っていた」ということが意外とあるからです。

ちなみに私がさまざまな体験を通して、一番自分に合っていると感じたのはホットヨガでした。私はもともと水分が好きでむくみやすい体質なのですが、ホットヨガで大量の汗をかくと、むくみが非常にスッキリして、身体や肌の調子もよくなったのです。続けていくうちに、体の冷えや重かった生理も驚くほど楽になりました。

そして気分まで安定するようになったのです。逆に仕事が忙しくてホットヨガに通えなくなってしまってからは、徐々に体調が崩れていくのも実感しました。

体が硬くなるように、自分の心まで硬くなってしまっているような気にすらなりました。

一つでも「これだ！」という自分のベストがわかると、それが突破口となり自分に合う食事や生活スタイルがどんどん広がっていきます。実際にそれを体感した私がお伝えしているので、間違いありません。

躊躇している時間はもったいない。ぜひいろいろなことをつまみ食いしながら、楽しく自分の「好き」を見つけていきましょう。

## 心地がいい、楽しいことだけを選択する勇気を

心地がいいこと、楽しいことだけをしましょう！　と熱く語ってきましたが、なぜ私がこれほどまでにそれを強調するのか。

それは、楽しいことだけを選択するのが、簡単なようでいて、とても難しいことだからです。

特に日本で生まれ育った私たちは、受験勉強、就職活動など、「人生の大きな目標を達成するには、つらくても数々の苦難を耐え抜かなければならない」といった感覚を小さいころから親や教育で植え付けられています。そのため、妊活も、ついその延長線上に置いてしまいがちです。

「楽しいことだけをやって、目標が叶えられるわけない」「つらいことこそ、効果がある」など、誤った思い込みを抱きがちなのです。

ですが妊活は、努力や苦労の末に身を結ぶ、受験勉強や就職活動とは違うものです。愛し合って一緒になった夫婦が、セックスという愛情行動の末にできるのが、いわば〝愛の結晶〟である赤ちゃんです。そんな幸せで楽しいゴールへ向かう道のりが、「修行のようにつらくて苦しい」わけはないのです。

もし、今の妊活が「つらい」と感じているのであれば、まずは無意識に持っている「つらさを乗り越えた先に妊娠できる」という見方を少し変えるとよいでしょう。

また、目指すゴールの幅を自分自身で狭めてしまっているがゆえに、つらくなっている可能性もあります。

例えば受験の場合、「助産師になりたい人」と「○○大学を卒業して助産師になりたい人」では、後者のほうがゴールは狭く難易度も高くなりますよね。

実は後者は私自身のことなのですが、「どうしても岡山県立大学で学んでから助産師になりたい」という強い思いがあったので、そのためならどんなにつらかろうが、難しかろうが、がむしゃらに頑張るしかありませんでした。

一方で、「赤ちゃんを妊娠する」ための妊活においては、受験のような狭きゴールを設定する必要はまったくありません。

例えば、

「オーガニックフードだけを食べて健康な赤ちゃんを産む」

「週3回はジムに行って血流をよくして妊娠する」

「赤ちゃんを授かるために、毎月の排卵日には必ずセックスする」……。

そんなふうに、「自分がするべき具体的な行動」を決めて頑張るのも決して悪くはありませんが、今の妊活がつらいと感じているなら、こういったルールは、設定が狭すぎるのかもしれません。

私たち一人ひとりの身体や性格が違うように、その人に合っている食事や運動も一人ひとりによって違います。もっといえば、同じ人間でも体調や気分によっても変わってきます。

ですから、赤ちゃんを授かることは、「○○大学合格」のような、誰にでも共通したピンポイントでわかりやすいゴールではありません。

たどり着くまでの道のりは十人十色！　ちょっと言い方は悪いかもしれませんが、妊活のゴールは、もっとぼんやりとつかみどころのないゴールなのです。だからこそ、そこへ向かう人たちも、もっともっと力を抜いて取り組んでいいのです。

いろいろなやり方の中から、今の自分に合ったもの、好きなこと、楽しいことを選ぶ。日替わりだって全然かまいません。例えば、気になった運動をいろいろ試して、よさそうなものだけ続けてみる。それでもいいのです。

そう考えてみると、ちょっとできそうな気がしてきませんか？

受験、就活、仕事、恋愛など、一生懸命頑張ってきた方ほど、考え方を変えるのは勇気がいることです。

そんなときは、赤ちゃんは「つらさ」ではなく、「幸せ」や「楽しさ」の延長でやってくることをもう一度思い出してみてください。まずはあなたが頑張るのではなく、楽しく、心地いい状態になること。

それをきっと、まだ見ぬ赤ちゃんも望んでいるはずです。

## 周囲の目なんか気にせずに！　もっと自由に！

人は一人ひとり、身体も違えば心も違う。

職業も違えば生活習慣も違います。

だとしたら、もちろん妊活の方法やタイミングもそれぞれ違って当たり前。そういう意味で、妊活は「自分自身を深く知っていく」ための作業でもあるのです。

この「自分自身を知る」ことこそが、ズボラ妊活のもう一つの大きなテーマでもあります。


自分の身体や心は、今どのような状態なのか。

どんな仕事をして、どんな生活をしているのか。

夫や家族との人間関係はどうか。

こうしたパーソナルな情報を一つひとつ揃えながら、徹底的に「個」に合わせた妊活を探っていく。いわばその人だけの「妊活取扱説明書」をつくるイメージです。

取扱説明書があるのとないのとでは、妊活にチャレンジする心持ちがだいぶ違いますし、「私ってこういう人なんだ」と客観的にみることで、「じゃあこうすればいいんだな」と方向性がはっきりします。

取扱説明書は、あなたの妊活をよい方向に進めるための「地図」みたいなものかもしれません。

この取扱説明書をつくるためのチェックリストを本書の巻末に掲載してあります。身体、心、仕事、プライベート、家族構成など、自己分析をするための具体的なチェック項目がリストになっていますから、ぜひ活用してみてください。

また、このチェックリストは身体や心の状態、環境などが変われば、分析結果も変わってきますので、定期的に診断することをおすすめします。

これまで、私はたくさんの方のチェックリストに接し、ご本人と一緒に妊活取扱説明書をつくってきましたが、改めて、人ってそれぞれ本当に違うんだな、と痛感すると同時に、「意外と本人だからこそ自分をわからなかったりするんだな」ということも感じてきました。

ある方は妊活取扱説明書をつくったことで、「昔から一度やってみたかった」という瞑想を日常に取り入れたところ「意外と仕事でプレッシャーを抱えていたんだな」といった気づきにつながり、そこから仕事をできる範囲でセーブ。仕事と自分とに折り合いをつけながら妊活をし、妊娠に至ったのです。

まさに「自分だけのオリジナル妊活」が功を奏したんだな、と思った事例でした。

「子どもがほしいなら、楽しいことばっかりやっていてもダメよ」「こういう食事を取らなくちゃ、妊娠できないよ」といった、周囲から寄せられる意見や視線は、あなたという人間を知らない人が勝手に言った発言にすぎません。

そういった言葉を気にするのではなく、もっと自由に、自分のやりたいことを妊活を通してやっていきましょう！

## 一度お休みの時間をつくってみるのもあり

基本的に、排卵や生理は毎月訪れるもの。

そういう意味で妊活は、休みなくいつでもできるものといっていいでしょう。

さらに女性は年齢のリミットを考えてしまうので「明日の私は今日より1日老けちゃう。休んでいる暇なんてない！」と、突き進んでしまう方も少なくありません。

しかし人間は本来、働いて、遊んで、疲れたら休むことで「健康」を保つことができます。それは、妊活だって同じです。

「最近、ずっと疲れている」「妊活をするのがしんどい」……。

そんなふうに思ったら、身体が休みたがっているサインです。思い切って妊活をお休みする時間をつくってみましょう。

サロンに来られる相談者さんにもそういうときがよくあります。すると「いつまで休めばいいんですか？」と聞かれますが、その答えは自分が「動きたい！」と思うまでです。

例えば私の場合、普段は人から驚かれるほどエネルギッシュなのですが、人並みにストレスも感じるわけで、ストレスや過密スケジュールが続くと、ドッと疲れてしまうときもあります。そんなときは、丸2日間、家から一歩も出ずに、極力誰とも話さないようにします。そしてひたすらNetflixで映画やドラマを見たり、漫画を読んだり……。1日ベッドから出ないこともあります。

またそんなときは、本当に必要な仕事や人以外とはなるべく連絡を取らないようにして、こっそり神社巡りに出かけます。行程を決めずに、行き当たりばったりで気の向くままに出かけます。神社➡温泉➡休息をひたすら繰り返し、3日目もなるとさすがにおうちに帰って日常に戻りたくなります。

「日常生活に戻りたくなるまで違うことをする」というのがおすすめなのです。

とにかく好きなこと、やりたいことをし続けるわけですが、それも3日目を過ぎると外に出たくて動きたくてウズウズし始めます。そうなれば、身体や心が回復した証拠。お休み期間を終了します。

妊活は、まずあなたの元気な身体や心があってこそ「妊娠」という次のステップへいけるのです。心身が疲れ切っている状態では、赤ちゃんがやってくる環境が整っているとはいえません。

ですから、言葉としては少し矛盾が生じるかもしれませんが、疲れたときは「赤ちゃんを授かるために妊活をお休みする」ことが大切なのです。

しかし、ここで一つみなさんにお伝えしておきたいのは、そもそも「楽しいことは疲れない」ということです。例えば、ゲーム好きの人に「好きなだけゲームをしていいよ」と言ったら、きっと何時間でもゲームをしていますよね。ずっと座っていたら腰は痛くなるでしょうし、目もショボショボしてくるしょう。

これがもし、ゲームがすごく苦手な人だったらどうでしょう。おそらく10分もすれば、疲れてやめたくなってくるのではないでしょうか。

## 人の心と体って、正直なもの。

そもそも妊活は、先の見えない山登りをしているようなものです。

「妊娠」という目指すゴールまでの坂道に、おいしい湧き水やきれいな花、かわいい動物たちが出てきたら、足が痛くなったり、腰が痛くなったりしても、ヨイショ、ヨイショとなんとか登っていけます。人によっては、体が軽くなり、スキップで軽やかに登っていける人もいるかもしれません。

一方、それが楽しくないものであれば、山道は急勾配に変わります。まるで何百段の階段を登っているかのようなつらさを感じるはず。「もうこの山を下りたい」なんて感じてしまうかもしれません。

妊活のルートは一つではありません。右に行こうと思っていても、気が向かなければ左に行ってもよいのです。自分の進む道は一つではありません。

ぜひ、自分自身の心の声に耳を傾けて、上手にお休みを取ることも考えてみてください。

## 「いい加減」妊活が実は「良い加減」な理由

ここまで「ズボラ妊活」について伝えてきましたが、みなさんの中には「好きなことだけやって、休みたいとき休むなんて、何かいい加減すぎない？」と思われた方もいるかもしれません。

実は、まさにその通り！

ズボラ妊活はとても「いい加減」な妊活なのです。

妊活は仕事ではありません。誰かに責任が発生するものではないし、誰かに迷惑をかけることもありません。それにどれだけ頑張ったとしても、お給料がもらえるわけではないですよね。

そこまでストイックに、自分を律して取り組む必要はないと私は思っています。

また、もし残念ながら妊娠できなかったとしても、生きていくことはできます。子どもがいなくても楽しい人生を謳歌されている方は、世の中にたくさんいます。「人生において、子どもは絶対にいなければならない」、それは思い込みであり、そんなことは決してないのです。

だからこそ、ときにお休みしたり、ペースを落としたりして自分の「良い加減」で進めればよいのです。

日本には「塩梅（あんばい）」という言葉がありますよね。これは、物事のほどよい具合を意味しますが、もともとは昔、料理の味付けで使われていた塩と梅酢の絶妙な味加減から由来しています。

塩を入れすぎればしょっぱくなり、梅酢を入れすぎれば酸っぱくなる。どんなこともやりすぎは不味くなり、ときに毒となることもあります。

私はこの「塩梅」こそが妊活にはとても大事だと思っています。

つらい妊活でストレスがあれば自分自身に負担がかかりますし、イライラと周りにあたり散らしてしまったり、夫婦関係がギクシャクしたりすることもあるでしょう。

それでは結局、目指すゴールから離れてしまいます。

それよりも「どうせ仕事じゃないのだし、ときどき休みながら楽しくやろう！」「妊娠できたらできたでよいし、できなくても人生を楽しもう！」と思うくらいの「いい加減」、「良い加減」が大事なのです。「たとえ妊娠しなくてもこの人となら夫婦二人楽しく暮らしていけるよね」と思えることのほうがよっぽど大切なのです。


もちろん、この「いい加減」も人によって違います。例えば私は、どんなに仕事が詰まっていても、興味のあることならどんどんスケジュールを入れる方で、それが遠方だったとしても、日本全国どこへでも出かけて行きます。そのため、人からよく「いつも忙しそうだね。働きすぎだよ」と言われるのですが、自分ではまったく忙しいという自覚がありません。

忙しさを10段階で表すとすると、おそらく他人から見た私の忙しさは「10」で働きすぎなのでしょうが、自分的には「５」くらいでまだまだ余裕がある「良い加減」の状態なのです。

繰り返しお伝えしているように他人の言うことは、一切気にすることはありませんし、人と比べて「私はダメだ……」なんて思う必要もありません。自分の中の「いい加減」を信じればそれでよいのです。

妊活をしている方の中には、その自分の「いい加減」へのジャッジが非常に厳しい方もいます。良い塩梅がわからず、「こんなんじゃダメだ」「もっと頑張らなくちゃ」とひたすら自分に厳しくしてしまうのです。もともとは私も完璧主義だったので、その気持ちは痛いほどわかります。

そんな場合、自分の考えを変える良い方法があります。それは、「自分ができたことをしっかり自分で認めてあげる」ことです。

毎日寝る前、自分に対して「今日はこんなことができたね。ありがとう」と言ってみてください。例えば「朝、基礎体温を忘れず測れたね、えらい。ありがとう」「運動のため、1駅分を歩けたね、すごい。ありがとう」等々。

どんな小さなことでもかまいません。

ポイントは、必ず「ありがとう」と自分に感謝の言葉をかけてあげることです。そうすることで「できなくてダメだった」というマインドから、「あれは苦手だけど、これはできた！」といった前向きなマインドへ変わりやすくなります。

もし、こうした声がけをしても、自分を責めてしまう場合、今置かれている妊活環境が合っていないかもしれません。

私の例ですが、私は勤務助産師時代、大きくて通る声がコンプレックスでした。自分としては、普通の声量で話しているつもりでも、夜勤のとき「声が響いてうるさい」と言われたり、患者さんの話をほかのスタッフと話していると「個人情報が外へ聞こえてしまうからもっと小声で」と注意されることがありました。

今、政治の世界に関わることも多いのですが、政治の世界では、この大きな声が「強み」だということを実感しています。私の声は、誰よりも声が通り、聞いている人に伝わりやすいのです。そしていくら声を出しても、何時間話しても声が枯れないという有難い特性もあります。

周囲から「あなたの声は武器だよね」とか「あなたは政治に出逢ってよかったね。こんなに合う人なかなかいないよ」と言われることが増えました。

そしてふと「あ、このフィールドは自分に合っているのだな」と感じたのです。


自分に合ったフィールドにいると、自分に自信がつくだけでなく、自分の本来の個性が見えてきます。すると、自分のできないこと、やりたくないことが自然とわかるので、それを引き算してやりたいこと、楽しいことを自然と選ぶことができます。

ですから、妊活でも自分にとって心地が悪い環境、人間関係からは遠ざかり「良い加減」のフィールドを探しましょう。

必ずあなたが楽に過ごせる環境があるはずです。

## 「成り行きにまかせる」で心に余裕ができる

本章では、「ズボラ妊活」のススメともいうべき、さまざまな考え方をお伝えしてきましたが、もう一つ、大事なことがあります。

それが「成り行きにまかせる」という考え方です。とかく妊活モードに入ると、多くの方は「赤ちゃんを授かること」で頭がいっぱいになってしまいます。その結果、仕事やプライベートをセーブする方も少なくありません。

しかしそんな心のうちとは裏腹に、会社で大きなプロジェクトを任されたり、ステップアップの話をもらったりすることもあるでしょう。

そんなとき、すぐに、「いやいや、（私は妊活があるから）できないです」と断るのは、正解なのでしょうか。大切なのは、なによりもまず「本当はどう思っているの？」と自分に問いかけることです。

「声をかけられたのは素直にうれしい」「妊活がなかったら快諾していた」といった、「まんざらでもない」「嫌ではない」といった気持ちがほんの少しでもあるのであれば、断るのは必ずしも正解ではないのかもしれませんよ。

「流れが来たら、とりあえず乗ってみる」

これは、私がつねづね思い続けていて、サロンにいらっしゃる相談者さんにもよくお伝えしていることです。

その人の成長に必要な経験だからこそ、いま大きな「流れ」が目の前に来ている……。人生にはそんなターニングポイントがいくつかあります。

しかし妊活中の方を見ていると、その流れに逆らおうとする人が多いように感じます。もしかしたら、妊活だけでキャパオーバーになってしまい、他のことをやるなんて考えられないのかもしれません。

ですが、そのとき逆らったとしても、それがあなたに必要なことであれば、将来また同じような課題がやってきます。そこを超えるから次の流れが来る。言い換えれば、その課題を超えなければいつまでも前には進めません。

たった1度きりの人生です。仕事やプライベートで何かのチャンスや、タイミングが来たら「妊活中だから」と頭ごなしに否定するのではなく、とりあえずその流れに乗ってみてもよいのではないでしょうか。

「ピンチはチャンス」とも言います。

「妊活と責任ある仕事の両立は難しい」と思っていても、思い切ってチャレンジしたら、何ら難しくなかったと感じるかもしれません。自分自身に自信が持てるかもしれません。自分の思っている以上に周りの人たちが協力してくれるかもしれません。

そしてこれは、もちろん妊活においても同じことがいえます。

「身体の調子がすこぶるよい」

「いつも非協力的な夫が非常に協力的」

「妊活が楽しいと感じる」

そんなときは、妊活の流れに乗ったほうがいいときです。気持ちが赴くままにいろんなことを試してもよいでしょう。

人生には、妊活だけでなく、仕事、家庭、お金、愛情など、さまざまな要素があります。それぞれの分野について、大きな流れがきたときには、流れを無理に止めることなく成り行きにまかせる。

それだけで、心に余裕が生まれます。そしてそのほうが人生うまくいくことが多いのです。

また、妊活中というタイミングで目の前にきたものは、あなたの成長を促すなどの、「何らかの意味」があるものだと私は思います。

そしてあとは「なんとかなる！」のケセラセラで進んでみる。ぜひそんな気持ちで妊活を含めたあなたの周囲の物事に取り組んでみてほしいと思います。

# 第4章

# 引き算をしたら妊活に成功！

ズボラ妊活とは、
あれもこれもと足し算するのではなく、
「やりたいことだけをやる」引き算の妊活です。
この章では、ズボラ妊活でのおすすめを、
より具体的にお伝えしていきましょう。

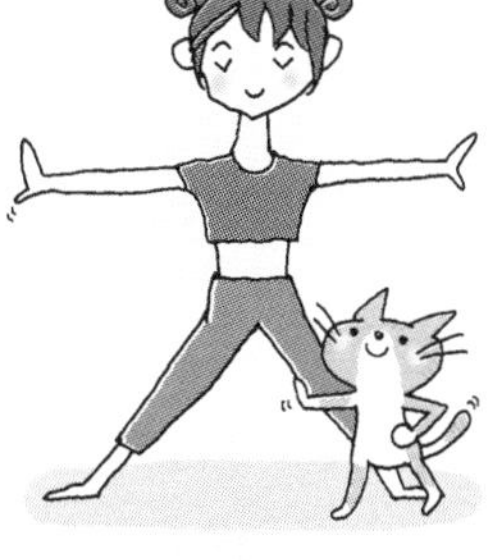

## SNSやニュースはあえて見ない

インターネットやSNS、テレビ、雑誌など、私たちは日々多くの情報に触れています。昔は、本を買ったり図書館に行ったりしなければわからなかった情報が、今ではスマホを開けば、いつでもどこでも手に入ります。

妊活をしていれば、集まってくる情報量は膨大なものになるでしょう。しかし、その多くの情報こそが、実は「ノイズ」になることがあります。

例えば、「不妊には鍼灸がいい」と聞けば、鍼灸治療院を探す。
「あの神社は子宝神社として有名」というニュースを見れば、神社にお参りに行く。
「このサプリが妊活には必須！」とわかれば、そのサプリを飲む。
「よもぎ蒸しで妊娠した」という投稿を見れば、よもぎ蒸しに行く。
たくさんの情報に触れれば触れた分だけ、行動量も増えてしまうことになるのです。

では、なぜこんなことが起こってしまうのでしょうか？

その一つの答えが、私は「日本人のきまじめさ」にあると思っています。

日本人は、きまじめで勤勉な性格だといわれますが、それは妊活においても同じです。「正しい情報や知識を身につけないと妊娠できない」と思い込み、どんどん自分でやることを、増やしてしまっているのです。

しかしこの「足し算」の考え方は、妊活においては禁物です。

行動量を増やして、がんじがらめになってしまうだけではありません。行動ができなかった場合、自分を責めてしまう原因にもなってしまうからです。


前章でも少し触れましたが、ズボラ妊活で大切なのは、「やらなきゃいけないと思うことを捨てる」という引き算の考え方です。

では、具体的にどんなことを捨てたほうがよいのでしょうか？

まず、見ると心が揺らいでしまう情報サイトやＳＮＳ、テレビやメディアで取りざたされるニュースから距離を置きましょう。そもそも、スマホを開いて簡単に手に入るような情報は、正確な情報ではないものも混じっています。

「無料で見られる」「誰でも発信できる」情報はバックにスポンサーがついていて、スポンサーの商品を宣伝するための情報である場合もあります。

また、ブログで書かれていることはあくまで一個人の意見であり、真偽が疑わしいものもあります。

このように、情報過多の昨今、得た情報をただそのまま受け取ってしまうことはリスクでもあるのです。

妊活中は「少しでもたくさんの情報がほしい」という思いから、手当たり次第に検索して一喜一憂しがちですが、大切なのは情報をより多く集めることではありません。その情報が信頼できるものなのか、今の自分に必要なものなのか、自分自身で考えながら向き合うことです。

妊娠できない焦りや不安をあおるもの、自分の気持ちが落ち込んでしまう情報や人からは、意識的に離れるようにしましょう。情報の入口を狭めることが、結果的に自分の心と身体を守ることにつながるのですから。

## 本当に共感し合える妊活仲間をつくる

突然ですが、みなさんは人以外の生き物の妊娠～子育てについてご存じですか？

人間に近い遺伝子を持っているとされるチンパンジーの子育ては、基本的に母親一人だけで行います。授乳が終わるまでの5年間は、ほぼつきっきりで子どもを育てるため、次の子どもを産むのもその後。つまり出産は5年に1度くらいの間隔なのです。

これを知ったとき私は、チンパンジーの子育ては理に適っているな～と思いました。

一方人間はというと、間隔を開けずに年子で出産する人もいますし、中には1年に2度出産する人もいます。

ではなぜ、人間はそんな短い間隔で子どもを産めると思いますか？

その理由として私は、人間が周りの人と協力して子どもを育てる「集団養育」ができる動物であることが挙げられると思います。

ここに人とチンパンジーの大きな違いがあるのです。

しかし、逆に考えてみれば「人間は一人きりで育児をするとつらくなる動物だ」という事実もまた浮かび上がってきます。実際、産後うつや、子育てうつなど、ワンオペで育児をしているママがうつ病になるケースは決して珍しくはありません。

その主な理由は、子育てをサポートしてくれる存在という「精神的な支え」がないために起こることが多いと感じています。

でもこれは「一人で育児をすると不安になる生き物であるヒト」ということを考えれば、すごく自然なこと。むしろ一人で子育てをしているのに、ストレスも感じないほうが異常だといえるくらいです。

そこで、私がみなさんにおすすめしたいのは、「妊活仲間」をつくることです。

お互いの気持ちをわかり合える妊活仲間は、妊活中はもとより、のちにやってくる出産や子育てにおいても心強い存在になります。

ここでポイントなのは、「妊活中に仲間をつくること」です。もちろん、出産してからも「ママ友」はつくれますが、必ずしも妊活経験者ではありません。

妊活中の苦しい期間を共に走り抜いた仲間とは、妊娠前から出産後までを通して共感できる思いが多くお互いを気遣えるのです。何より、妊活中の悩みや葛藤、治療のつらさなどを分かち合えるのは大きな心の支えになります。どんなことでもそうですが、一人より二人のほうが、楽しいことは倍になり、つらいことは半分になりますよね。

妊活を「つらい」と感じている時点で、治療ややっていることを見直す必要はありそうですが、とはいえ一緒に妊活を頑張る仲間がいれば「つらい」が「楽しい」に変わる可能性も十分あります。

妊活中は何かと自分の殻に閉じこもりがちです。妊活を周囲にオープンにしていない方も多いでしょうし、「誰かに打ち明けて友達になるなんてもってのほか」「相手が妊活中かもわからないし……」と思われるかもしれません。

しかし、妊活仲間をつくるのにとっておきの場所があります。それが、「通院されている病院」です。最近は患者さんに配慮して、産婦人科と婦人科が分けられている病院が増えてきました。そのような病院であれば、同じ診療科で同じ時間帯に毎回会う人であれば、「あの人は妊活中だな」ということがわかりやすいもの。また、同じ人と、何回か顔を合わせることだってあるはずです。

仲間をつくるのに、これほど整った環境はありません。

「話しかけたら嫌われるかな」などと思わず、思い切って1歩踏み出しましょう。何度か見かけている人なら「よくお会いしますよね」と、切り出すのも手です。気が合いそうな人なら、そこから少しずつ距離を縮めていけばいいですし、合わなそうであれば、それ以上近づかなければいいだけです。

よい出会いになれば、お互いにとってプラスになります。

こんなときは、少しの図々しさがあるくらいでちょうどいいのです。婦人科は待ち時間も長いですから、ぜひチャレンジしてみてください。

妊活を楽しみ、人生を楽しむコツは「ほんの少しの図々しさ」です♪

笑顔で話しかけられることに嫌悪感を抱く方はほとんどいませんよ。

## 妊活イベントに出席しておこもり時間を減らそう

妊活において、妊活仲間の存在はとても大切なものです。

今の日本は核家族化が進んでいますが、かつての日本は大家族ばかりでした。兄弟は大勢いて、おじいちゃんやおばあちゃん、ひいおじいちゃんやひいおばあちゃんまで同居していることも当たり前でした。

本来なら、昔の日本のように家族や近所の人と一緒に子育てできるのが理想的です。しかし、兄弟姉妹が少なく、そもそも近所付き合いも希薄な今の日本で、それを再現するのは難しいものがあります。

だからこそ、私は妊活仲間をできるだけたくさんつくってほしいと思っています。子育ては想像以上にいろいろありますから、協力者は多ければ多いほど助かります。

たくさんいれば、日替わりで手伝いをお願いすることだってできるのです。

前項でお伝えした病院のほかに、妊活中の人向けのイベントに参加してみるのもおすすめです。妊活中の人と出会えますし、病院よりも気楽な雰囲気で話しかけやすいと感じる方もいるかもしれません。リアルイベントはきついな、という人はオンラインイベントに参加し「ここならいいかも」という場所を見つけてもよいと思います。

妊活をしている方全員に「病院へは診察に行くのではなく、友達をつくりに行ってください」と言いたいくらい、仲間はとても大事なもの。ぜひ臆することなく妊活仲間をつくりにいってほしいと思います。

かくいう私のサロンも、「リアルがよい」という方もいれば、逆に「リアルだと話しづらい」という方もいます。昨今は県内外に限らず様々な地域の方から相談を受けるので、オンラインはすごくおすすめです♪

## 生殖心理カウンセラーや助産師など相談するならプロに！

前項でもお伝えしたように、人は誰かに悩みを話すだけで心が楽になります。特につらい「忍活」を経験している方は、解決策を考える前に一度、今抱えているつらさを吐き出せる場所、つまり、受け止めてくれる相手が必要です。

第2章の〈妊活すればするほど引きこもりになるという「忍」〉でも触れましたが、私は、できれば以下の3人をつくってほしいと思っています。

・自分が心から信頼できる人
・妊活（出産）経験者
・専門家

この「自分が心から信頼できる人」は、あなたのつらい感情を思いきり吐き出せる人です。この相手が妊活仲間ならベストですが、何でも気兼ねなく話せる相手であれば、友達、旦那さん、同僚でもいいと思います。私も親友と呼べる存在は何人かいますが、心が折れてしまったとき、つらいことなどがあったときに、私以上に私のことを理解してくれ、絶妙なタイミングで私が一番ほしい言葉を言ってくれます。「大丈夫。あなたには私がいるじゃない。一人じゃないよ」そんなことを言ってくれる存在がどれだけ心強いか……。

2つ目の「妊活（出産）経験者」は、過去に妊活経験があり、あなたにとって的確なアドバイスを与えてくれる「妊活の先輩」です。やはりこの相手は、「妊活を経てママになった人」がいいでしょう。そのような方であれば、妊娠して子育てのフェーズに入っても、相談することができるからです。産後のあなたの目指すビジョンに近い生活を、今送っている人ほどよいと思います。

そして、最後の一人が「専門家」です。自分の身体や心の状態に不安があるとき、自分に合った改善方法を知りたいときは、専門家の力が必要になります。医師のほか、助産師、生殖心理カウンセラーといった妊活の専門知識がある人など、あなたに責任を持って専門的なアドバイスをしてくれるプロの方を一人そばにおいてください。

特に、明らかに具合が悪いとき、発熱や出血など何かしらの症状が出ているときは、治療が必要な場合もあります。そういうときは、必ず専門家に相談しましょう。

この3人はいわば妊活をすすめていくうえでの「セーフティーネット」です。妊活で起きるつらいこと、困ることがあっても3人のうちの誰かに話せば、解決することができるでしょう。


例えば、つらい妊活の裏には、妊活以外の「つらさ」が隠れている場合もありますよね。


「仕事がつらい」

「人間関係がつらい」

「嫁姑問題がつらい」

「夫との関係がつらい」等々。

これらの「つらい」は、残念ながら病院に行っても解決することができません。信頼できる人に好きなだけ話を聞いてもらってストレスを発散する、一緒に楽しいことをして気持ちを前向きにするといったことが、一番の特効薬です。だからこそ、そのつらい状況をどうにかして改善しようという思いになることができます。

また、「鍼治療はどこがおすすめ？」「身体を冷やさないおすすめアイテムってある？」など、専門家に聞いてもいいのですが、周囲の人でも事足りる疑問は、「妊活（出産）経験者」から参考になる意見が聞けるはずです。

もし不調や症状がみられるときは、専門家から正しいジャッジを受け、適切な対処方法を教えてもらうことができます。ちなみに専門家に関しては、自分のことをよくわかってくれる「かかりつけ」をつくっておくのがベストです。

最近では「かかりつけ助産師」という言葉もあるほどです。みなさん、ぜひかかりつけの妊活サロンを探してみてください。

妊活仲間を見つけるとともに、妊活に必要な「3人」もぜひ意識して探してみてください。

# 非日常の体験で上手に気分転換を

「ネガティブな気持ちを吐き出す」という意味で私は、「非日常を体験する」ことも大切だと感じています。

職場、家庭、病院というサイクルがある場合、ときにはそういった場所から離れて、旅行に出かけてみるのはいかがですか?

一度行ってみたかった場所を訪れたり、前から気になっていた景色を見にいったりするのもいいですし、近場の知らない街をただ歩くだけでも、日常のいろいろなことを忘れてリフレッシュできるはずです。

また、観光やアクティビティを目的にしなくても、行き先を温泉地にして、ゆったりくつろぐのもいいと思います。身体をあたためることは、妊活においてとても大切です。

特に福島の飯坂温泉や群馬の草津温泉などに代表される、熱〜い温泉は、妊活の大敵「冷え」の改善に効果的です。ここは、思わず「アチッ！」と言ってしまうほどの熱さですが、熱いのが苦手な方でも、入り方を工夫すればしっかりあたたまることができます。

妊活によいお風呂の入り方は5章で紹介していますので、温泉へ行く前にぜひ参考にしてみてください。

もっと気軽にできる気分転換として、「料理」もおすすめです。

「料理は普段やってるしな……」という方もいると思いますが、意外と女性は「自分の好きな料理」はつくっていないのではないでしょうか。「旦那さんが好きなもの」「旦那さんがよく食べるもの」をチョイスしていて、「自分のため」に料理をしていないことも多いと思います。

そこで、お休みの日には、ご主人と一緒に買い物をして、「自分が好きな料理」をつくってみてはどうでしょう。

料理は、完成までに「切る」「下味」「焼く」「煮る」などさまざまな工程がありま す。一つひとつの作業に集中していると、「誰かに言われた嫌なこと」や「誰かをうらやむ気持ち」など、余計なことを考えてモヤモヤする時間がありません。それに自分の好物をつくるのですから、テンションも上がりますよね。

また、ご主人と共同作業をすることで会話も生まれます。

もちろん旅行も料理も、好きでなければ無理してやる必要はありません。自分が好きなことであれば、カラオケでも散歩でも読書でもスポーツでもいいのです。

妊活していることを忘れてしまうくらい、「楽しい！」と思ったり、没頭できたりすることを定期的にして、ネガティブな気持ちや溜まったストレスはこまめに吹き飛ばしていきましょう！

# 夫婦で楽しい食事の時間を意識して持つ

旅行や料理もよい気分転換になりますが、「なかなか夫婦で過ごす時間がないな」と感じる場合には、まず「一緒に食事をすること」から始めてみてください。「え、食事をするだけ？」と思うかもしれませんが、食事はセックスと同じくらい妊活で重要性があると私は考えています。

食事をすることで、ゆっくり話ができ、お互いどんなことを思っているのか気持ちの交換ができるからです。食事は夫婦関係を親密にする大切なものなのです。

妊活は、夫婦が同じ方向を見て、協力し合うことが大切です。協力体制を持つためには、自分の役割や思っていることを相手に伝えることが何より大切なのです。

しかし、日本人は「さあ、今から話し合いましょう」と切り出すのが苦手な方も多いもの。「話せ」って言われても何を話したらいいのか……」と戸惑ってしまう人も多いと思います。

そんなときは、食事をしながらだと会話もしやすくなります。

相手の顔を見ながら同じものを食べていれば、「これ、おいしいね」といった会話もはずみますし、「次にグラスを手に取ったら、本題に入ろうかな」など、話すタイミングも取りやすくなるでしょう。

私のところへ相談に来た女性で、食事をきっかけに夫婦関係が改善された女性がいます。その方は、年齢的なリミットが不安で「早く赤ちゃんがほしい」と妊活をとても急がれていました。しかし、その方のご主人はというと「そんな急がなくても、いつかできたらいいじゃないか」とのんびりモード。

夫婦間で妊活のペースについて意見が相違しており、「夫にいつもイライラしてしまう」というご相談でした。

女性の気持ちもよくわかりましたが、私は「1回でいいから、二人でゆっくりご飯を食べる機会を持ってみてくださいね。妊活の話はせず、楽しい食事の時間になるように」と、お伝えしました。手料理でもいいし、外食でもいい。とにかくゆっくり話ができる環境で、おいしいものを食べながら話してみるように、おすすめしたのです。

その方は、最初は怪訝そうな顔をしていましたが、「そうですね……。そうしてみます」と言い、帰っていきました。

数日後のことです。

女性から「実は私、思い違いをしていたみたいなんです」と連絡がありました。

あれから二人で食事をしながら話してみたら、今まで知らなかったご主人の本音が聞けたというのです。

実は、ご主人がのんびりモードでいた理由は、仕事で多忙な中で、妊活も頑張っている奥さんを心配してのことでした。夜中まで働いて疲れているにも関わらず、妊活のための通院や運動、食事の管理に追われる毎日。

ご主人は、「いつか身体が壊れてしまうのではないか」と気が気でなかったと言います。だからこそ、奥さんに対して「今じゃなくてもいいのではないか?」という姿勢を見せていたのです。

久しぶりに二人でゆったり食事をしながらその事実を知った奥さんは、「そう言われてみたら、確かにそうだな」と腑に落ちたとのこと。そして、こんなにも夫が自分のことを気遣ってくれていたのが嬉しかったそうです。

「夫の優しい気持ちを聞いて、なんだか心があたたかくなって、ホッとしました。仕事がひと段落したら妊活に集中したいと思います」

そうはっきり告げた女性の声には、力強さがあふれていました。

私は「そうですね、誰かにまかせられる仕事はどんどん渡して、気持ちに余裕をつくるとよいですよね」「きっと大丈夫ですよ」とアドバイスをさせていただき、私の心まであたたかくなって電話を終えました。そして休んでいる間に気を付けてほしい生活のことだけお伝えしました。

すると2か月後のことです。

なんと、二人のもとに待望の赤ちゃんがやってきたというのです！

ご報告を受けたときのうれしさを今でもはっきり覚えています。

「妊娠までにはもう少し時間がかかるかな」と予想していたのですが、予想を大幅に上回るスピード妊娠でした。

ご本人たちのあふれる幸せオーラに、私もつい涙ぐんでしまいました。

ここで私がいっている「二人で食事」とは、二人でただ「食べ物を食べるだけ」ではないのです。

おいしいものを食べてリラックスをして、気持ちにゆとりを持ちながら、お互いの心の中をさらけ出す。このことは、夫婦の関係性をよくする大切な時間なのです。

## ヨガやアファメーションでストレス解消を

ストレス解消の方法をいくつか紹介してきましたが、もう一つ効果的なのが、瞑想やヨガ、アファメーションです。瞑想やヨガは、「今、ここに自分がいること」に集中し、フラットな自分になれるよい方法です。対してアファメーションは、「自分は愛されています」「自分は望む人生を歩んでいます」など、自分を肯定し、暗示をかけていく方法です。ヨガや瞑想、アファメーションに共通しているのは、「自分を肯定して、精神的に満たしていく」ということです。

「自分はダメなんだ……」「もっと自分は頑張らないといけないんだ」という気持ちに支配されてしまいがちになりますが、そんなことはありません。みなさん十分、頑張っています。頑張っている自分を肯定してあげることが大事なのです。

ヨガや瞑想をしてみると、自分を冷静に俯瞰してみることができるので、自己肯定がすんなりできるようになります。そうやって自分自身を満たしてあげることが、ストレス解消につながるのです。ヨガや瞑想は、どちらかというと心の中を整理整頓する、というイメージでしょうか。

ヨガや瞑想の時間は短くてもいいし、スタイルにこだわる必要はありません。あぐらをかき、目を閉じてゆっくりと深呼吸を繰り返す。そうすると、呼吸に集中して頭をからっぽにすることができます。ベッドの中で寝る前にやってみるのもおすすめです。

そして、さらにもう一人の自分が自分を見ているような情景をイメージしてみてください。

ゆったり自分自身と向き合ってみると、「私って結構頑張ってるんだな」「疲れてるな、お疲れさま」という気持ちが湧いてくるはずです。

自分を見つめ直したり、自分に自信を持つための方法として、ぜひヨガや瞑想、アファメーションを毎日の暮らしの中に取り入れてみてください。

## 「泣き活」で心のデトックスを

人は、涙を流すと興奮を鎮める副交感神経が優位になるため、リラックスできるということがわかっています。

「映画やテレビを見て泣いたらなんかすっきりした」というのは、まさしくこの効果なのです。

この効果を利用して積極的に涙を流す「泣き活」も、「妊活」が原因で生まれてくるネガティブな感情や溜まったストレスを洗い流すためのよい方法です。

「でも、泣き活ってどうやるの？」という方に、ここでは具体的に２つの方法を紹介しましょう。

**○自分の感情のままに泣く**

つらいとき、くやしいとき、うれしいときなど、泣きたいときは感情にまかせて我慢せず泣きましょう。場所的に問題がなければ、大きな声を出してもかまいません。

「大人だから泣かない」「泣いたら負け」といった自分の中のタガを外して、子どものように気が済むまで泣きましょう。

ちなみに私は、つらくなったときは、自分の部屋で大きな声で「もう嫌だ！」と叫んだりもします。パートナーの前で大泣きしていたことさえありますから、心を許せる人の前で泣いてしまったっていいのです。

**○作品に触れて泣く**

映画、舞台、本など、作品を見たり読んだりして感動したとき、登場人物に感情移入したとき、心を動かされたとき、自然と出てくる涙は止めないでください。

作品は、どんなものでもOKです。そのときの気分で選んでみてください。思いきり泣けるものでもいいですし、ときにはお腹を抱えて笑い泣きできるお笑いやコメディでもいいですね。

迷ったら、家族の大切さや絆を描いたものなど、ポジティブであたたかい作品を選んでみるのもいいでしょう。

「身体から出してスッキリする」という点では、スポーツで汗を流すことも同じですが、泣き活はただデトックスできるだけでなく「学び」も得られるのがおすすめポイントです。

感情にまかせて思いきり泣くことで、「ああ、私、悲しかったんだな。つらかったんだな」と自分の本音を知ることができます。また、何気なく手に取った作品が、「実は今の自分に必要だった」ということもあります。

「やっぱり家族って大事だよね」「夫と恋愛していたころを思い出したわ」そんな気づきがあるかもしれません。

大人はなかなか泣く機会がありませんが、思い切ってワーンと泣く爽快感はクセになります。ちなみに私は「ドラえもん」や「ジブリ」でも感動して涙を流します。横にいる人がドン引くほど……（笑）。

## 落とし穴にご注意！こんなものがストレスの原因に！

現代に生きる私たちは、日常生活や予期せぬ出来事といったストレスにさらされて生きています。

妊活を上手に進めていくためには、ストレスの原因を探っていくのも大切です。

例えば、妊活中の方に意外と多いのが、妊活によかれと思ってやっていることが、実は自分を苦しめているケースです。

以下に代表的なものを2つ紹介します。

**○脅し系の動画**

一つは、「妊活中、これをやったらダメ！」といったいわゆる「脅し系」の YouTube やSNSを見てしまうことです。

「妊活」「ダメ」といった、インパクトのあるキーワードに引き寄せられて、つい見たくなってしまう気持ちはわかりますが、実はこうした情報を受け取ることがあなたにとってのストレスになっているのです。

ジュースが入ったコップを持っている子どもに、「こぼさないでね、こぼさないでね」と声をかけていると、大抵はこぼします。

それと同じで、人間は言葉のパワーに引っ張られやすいものです。

「これはＮＧ」「これをしていたら妊娠できない」そんなネガティブな情報ばかりに触れていると、無意識に自分の気持ちもネガティブな方向へ引っ張られてしまいます。

そういう意味でも、「ネガティブな情報は見ない」こと。「ポジティブなものだけ見る」と決めてしまうのもよいですね。ちなみに私はYouTubeの『あきもんchannel』で動画配信していますが、ネガティブワードは使わないことを常に心がけています。

## ○自分の中での強いこだわり

もう一つは、「強いこだわりを持つこと」です。たとえ妊活にいいことであったとしても「こうでなきゃ！」と凝り固まってしまうと、かえってストレスになってしまうのです。

例えば、農薬や添加物、化学肥料などを使わない「オーガニック」の食事にこだわっている方は多いと思います。身体にとって、そのほうがよいのはもちろんですが、これを無理に押し通してしまうと、「そうではない食べ物は食べられない」「食べることにストレスを感じる」ことになってしまいます。


仲のいい友達とレストランで食事をするときに「この野菜はきっとオーガニックじゃないだろうな。嫌だな……」なんて思っていたら、せっかくの時間が楽しめなくなってしまいます。

それどころか「嫌なものを無理やり食べている」という考えに支配されてしまって。せっかくの友人との食事が、ストレスのかかる時間になってしまいます。

そんなのは悲しすぎます。

ちなみに、私も日ごろの食材はオーガニック派なのですが、外で誰かと食事をする際は、「外食はエンタメ」と割り切って、その場を楽しむようにしています。

そもそも、オーガニックではない食事を1回食べたからといって、今までのすべてが台無しになることはありません。

この時間は思いっきり食べて楽しむ。それでまた明日から調整していけばいい。「不要なものは取り入れても出せる体づくり」と心がけることが大切です。

そう考えて、私は家で自炊するときは自然栽培、無農薬、化学肥料や添加物不使用のものを選んで食べるようにしています。毎食オーガニックであるかどうかより、食事の基本がオーガニックであることのほうが、重要なのです。その代わり外食の場合はなーんにも気にしてません。食べたいものを食べます。

そんなふうな「ゆるさ」もとても大事だと思います。

オーガニックの話を出しましたが、この考え方はすべてに共通すると思います。

夜更かしをしない、早寝早起きをする、夜にカフェインを飲まない……。いろいろありますが、どうしても夜更かししたくなるときもあるものです。そういうときは夜更かしをしたっていいのです。

「あれもしない、これもしない」というふうにマイルールをつくればつくるほど、さまざまなシーンでストレスを生みます。マイルールを守るのが大切なのではなく、「自分が心地よくいられること」、これが一番です。トータルで見て帳尻が合えばいいのですから、あまりマイルールで自分を縛りすぎてしまわないことも大切です。

その代わり、マイルールが「ルーティン化」している方の場合は、そのルーティン通り行わないとストレスになると思いますので、その方はルーティンを行ってもらうのがよいと思います。

これまでストレスの意外な原因を2つご紹介しましたが、ほかにも「これがストレスになっているかも…」ということがないか、ぜひご自身の生活を振り返ってみてください。もし見つかれば、その都度どんどん引き算をして、ノンストレスな妊活生活を目指していきましょう！

# 第5章

# 身体をあたためると、妊娠力がアップする

私の妊活サポートは
「身体、心、仕事、周り、価値観」という
5つの要素を軸にしています。
この5つを軸にどんなアドバイスを
しているのかご紹介したいと思います。

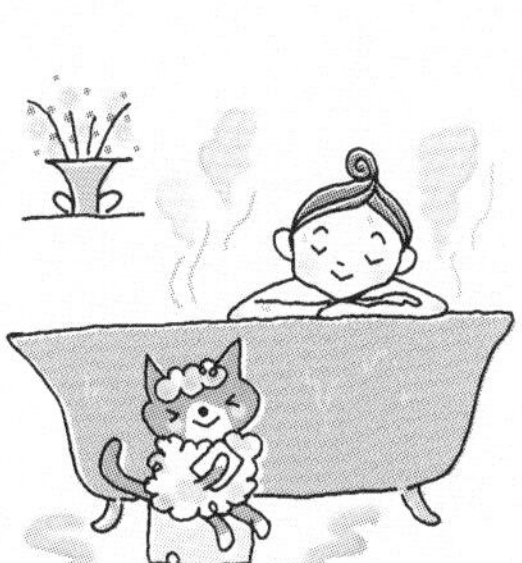

## 妊活に大事なのは5つの要素からのアプローチ

妊活に大事なものは何ですか？　と聞かれ、多くの方は、こう答えるのではないでしょうか。

「まず身体でしょう？　あとは心も大事かな」もちろん、どちらも正解です。

赤ちゃんを授かるには、新しいいのちを宿すための身体の状態が何より大切です。

そして、心は身体と強く結びつき、連動していることは言うまでもないでしょう。

例えば、つらい、悲しいというネガティブな感情でいっぱいのとき、ストレスでダメージを受けたときなどは、食欲がなくなったり、お腹や頭が痛くなったり、生理不順になったりと、身体にもネガティブな反応が起こりますよね。

ところが私は、妊活に悩む多くの女性と関わっていくうちに、「妊活で大事なものは、身体と心だけではない」ということに気が付きました。

なぜなら、身体と心だけを見ていても、不調の原因がぼやけてわかりにくいことが多々あったからです。

そういう人には、どうやってアプローチしていけばいいのだろう？

そう考え続けて、たどり着いたのが「身体、心、仕事、周り、価値観」の５つの要素からのアプローチでした。


身体と心以外に、仕事、周り、価値観という要素が妊活では大事なのです。

仕事が入るのは、最近の女性ならではの傾向かもしれません。

結婚で会社を辞める「寿退職」という言葉、最近はめっきり聞かなくなりました。

今は結婚しても出産しても、働き続ける女性がほとんどです。特に妊活をしているご夫婦は、医療費がかかりますし、共働きのケースが多いと思います。

だからこそ、

「上司が妊活を理解してくれない」

「職場の人間関係に悩んでいる」

「仕事の負担が大きい」

という悩みもまた、多くなっています。

もう一つ、自分の「周り」、つまり環境も軽視できません。居住環境、家庭環境、職場環境、交友環境……。自分がどういう環境に置かれているかは、身体や心に大きく影響します。

また、「キャリアチェンジ」や「身近な人の不幸」といった環境の変化も、精神的なストレスや肉体的な疲労につながると感じています。

そして最後の価値観というのは、その人のものの考え方、ひいては「親になる」ということに対する覚悟といいますか、親になることに対するその人のベースとなる思いのようなものです。ここには、特別な思いがあります。

私は助産師として、長年たくさんの妊産婦さんを見てきました。その中には、「もしかしたらこの方は、親になるための心がまえがないまま、出産されたのかもしれない」と感じてしまう方も少なからずいたのです。詳細は控えますが、お子さんのことを思うと、つらくてやりきれない気持ちになる出来事も経験してきました。

私は高校生の頃から助産師になることが夢で、助産師になりたくて、なりたくて仕方がなかったのです。特に仕事に対する思いも強かったのだと思います。

だからこそ「私はこんなことをするため、こんな思いをするために助産師になったんじゃない！　親が子どもに対してこんなことをするのはおかしいじゃないか！」と悔し涙が出ることも多々ありました。


医療の進歩により、今は「子どもがほしい」と思ったら、多くの人が親になることができます。もちろん誰でも簡単に妊娠できるわけではありませんが、不妊治療は日々進歩していますし、できることも多くなっています。

また不妊治療が保険適用になるなど、少し前の時代に比べたら、はるかに妊娠のハードルは下がったのではないでしょうか。

だからこそ、子どもを産もうとする人には、「一人の人間を産み育てることへの責任や心がまえ」をしっかり持っていてほしいと思うのです。

私は大人だからこそ「いのちの大切さ」を伝える必要があると思っています。

「いのちは大切」ということを伝えたとき、多くの方は「そんなのは当たり前じゃないか」「それはわかっている」と思うでしょう。

ですが、わかっているのであれば、なぜ今の日本社会はこんなに暗く、希望が見えないのでしょうか？　みんなストレスフルなのでしょうか？

なぜ自分の周りの人を大切にしないのでしょうか？

なぜ不用意に人を傷つける言葉を使うのでしょうか？

明日、愛する家族・大切な友人・大切な同僚に会える保証なんてどこにもないのです。本当の意味で「いのちの大切さ」、明日が来ることの奇跡を理解し、腹落ちしている人は思った以上に少ないように思います。

そのような思いを込めて、加えた要素が「価値観」です。


「身体、心、仕事、周り、価値観」という5つの要素を家にたとえると、「身体」と「心」が土台、「仕事」や「周り」はインテリアや建物の外観、「価値観」は土台の下の「土の中にあるもの」というイメージ。この5つを軸にどんなアドバイスをしているのかご紹介していきたいと思います。

## 身体の状態は「中庸」を心がける

５つの要素の中で唯一、自分の丈夫なところ、弱いところが目に見えてわかるのが身体です。

それゆえ、最も簡単に変えやすい要素とも言えるかもしれません。

身体が目指す状態は、「中庸（ちゅうよう）」が重要だと私は考えています。上下左右、どちらにかたよるでもない真ん中が中庸です。

「その人にとってちょうどいい健康が保たれている状態」と言えば、わかりやすいでしょうか。

例えば、貧血ではない人が、妊娠中は貧血になりやすいからと予防的に鉄分のサプリメントを飲む必要はありません。過剰摂取になって、かえって身体の調子が悪くなるかもしれないからです。

また、お産は体力勝負で、筋力も必要といわれますが、もともと筋トレで鍛えている人がさらに鍛え上げる必要もありません。

妊活や出産などに関わるどんなことも、今の自分にとって必要なのか否かを考え、何事も、やりすぎず、やらなすぎない。ちょうどいい塩梅を見つけていくことが大切です。

また、妊活は「子宮だけケアしておけばいい」というイメージを持たれがちなのですが、それは違います。

腰も、手足も、腸も、脳も、身体の臓器全体がよくなってこそ、子宮もよい状態になるからです。

身体全体のケアとして一つ意識してほしいのは、「冷えの改善」です。身体が冷えていると、血流や代謝が悪くなったり、免疫力が低くなったりと子宮機能にも悪い影響を与えます。

もし冷えを自覚している場合は、これからご紹介するさまざまな「温活」をぜひ実践してみてください。

# 「温活」こそ妊娠しやすい身体づくりの基本！

妊活に「冷え」は大敵であると、これまでにお伝えしてきました。

妊娠しやすい身体をつくるには、いつも身体をポカポカの状態にしておくことが理想です。冷えの改善策として、まずは毎日の生活にすぐ取り入れられる温活をご紹介します。

試しに、太ももやお尻を触ってみてください。ほかの部分と比べて明らかに冷たい上に、かたさやむくみを感じるようであれば、体質的な要因があるかもしれません。

私自身もそうなのですが、水分を溜めやすい体質の方は、むくみやすく、身体に溜まった水分が冷えることで身体の冷えも促進されます。〝ミートテック〟なんて言われるように、身体は脂肪でおおわれていますよね。その脂肪が水分で冷やされることで冷え固まったバターのようになり、それが身体にまとわりついて身体全体を冷やしているイメージなのです。

そんな冷えには、お風呂が効果的です。

しかも、思わず「アチッ！」と声が出てしまうほど熱いお風呂が妊活にはおすすめです。温度でいうと44～46度くらい。「えっ！ 熱すぎでしょう⁉」と驚く方もいると思います。実は私も熱いお風呂がそれほど得意ではないので、最初はおっかなびっくりでした（笑）。そんな私でも大丈夫だった熱～いお風呂の入り方を、みなさんにも伝授します。

1．熱いお風呂に3分間つかる

2．身体が冷めない程度に休憩する

3．1と2を3セット行う

このような流れで、3分間×3セット、合計10分程度、お風呂に入ります。

最初のうちはアツアツでなかなか入れないかもしれませんが、少しずつ慣れていくはずです。3セットを終えるころには、本当に身体が芯からポカポカとあたたまるのを感じられると思います。

リラックスが目的であれば、ぬるめのお風呂に長時間入るのもよいですが、残念ながら冷え改善はあまり期待できません。汗をたくさんかくため、身体の水分が出ていくばかりなのです。冷えて固まったバターのような脂肪を一瞬で溶かすには、私の経験上、熱いお風呂に短時間入るのが一番効果的。むくみも取れますし、風邪もひきにくくなります。

熱いお風呂に慣れてきたら、ぜひ肩や顎くらいまでしっかりつかって、首の後ろ側をあたためてみてください。

東洋医学においては、「風邪の邪気は首の後ろ側から入ってくる」と言われるくらい、重要な場所です。

日常的に冷えを感じているときはもちろん、悪寒があったり、「あ、風邪ひきそう。やばいな」と感じたときには、首の後ろをしっかりあたためて、すぐに眠るのがおすすめです。

また、温泉大国・日本には熱〜い温泉もたくさんありますから、ぜひそういった場所にも出かけてみてください。家のお風呂よりはるかにあたたまって、気分転換にもなると思います。

お風呂のほかに、日常的にできる温活といえばレッグウォーマーです。足首を保温することで、下半身全体をあたためることができます。素足で身に付けてもいいですし、薄い生地の靴下やストッキングの上から履いてもいいでしょう。特に、デスクワークが多い方は、血流が悪くなりやすく、冷えが起こりがちです。机の下なら見えにくいですし、ぜひレッグウォーマーを常備しておきましょう。

ちなみに、お土産などでもよく売られている短いスニーカーソックスは、妊活にはあまりおすすめできません。

露出が多いので単純に身体を冷やしますし、足首に位置するゴムは血流を悪くすることがあるからです。靴下は、できるだけ丈の長いものを選びましょう。また、身につける温活としては、腹巻きやカイロなどもおすすめです。

温活では、温泉のように外側からしっかり熱を加えてあたためることはもちろん、冷やさないように衣服などで保温することも大切です。

## 冷え取りに効果的な鍼灸や整体

温泉やレッグウォーマーとはまた違った角度で、身体の内側から体温を上げてくれるのが鍼灸です。鍼やお灸は、東洋医学の治療法の一つです。身体の中の気の通り道である経絡やツボの部分に鍼やお灸を据えて、気や血液のめぐりをよくしてくれます。鍼は、皮膚に置くことで血流の詰まりを流してくれ、お灸は、皮膚にじんわりした熱を加えることで冷えがある場所をスポット的にあたためてくれます。たとえると、体を温めて流れをよくしてくれるのがお灸、経絡やツボを刺激して、つまりを取ってくれるのが鍼というイメージです。

どちらも妊活中の方には本当におすすめの温活です。

「妊活では、西洋医学と東洋医学、どちらを使えばいいの？」と思われる方もいるかもしれません。

答えを先に言うと、「どちらも使ったほうがいい」が正解です。

西洋医学は、検査をして症状に応じた薬を出して治療します。いわゆる対処療法で、「今出ている症状に対して、すぐに効果を出す」のが得意分野です。

対して東洋医学は、一人ひとりの身体の状態を見て、なぜその症状が出ているか、どう改善すれば症状が出ない身体づくりができるのかといったことを考えながら治療していきます。根治療法と言われるように、「そもそも病気が起こらないようにする」という予防医学が得意分野で、西洋医学とは考え方がまったく異なります。

例えば、身体のむくみは西洋医学的には病気ではありません。しかし、東洋医学的には病気ではないけれど、これから大きな病気につながるかもしれない「未病（みびょう）」と捉えられ、改善のための処置が施されるのです。

日本では、医学といえば西洋医学が一般的ですが、お伝えしたように妊活においては、東洋医学、西洋医学のどちらの観点も必要だと私は思っています。

東洋医学の考え方を取り入れて、そもそも不妊治療をしなくてもよい身体づくりをしていくことはとても大事ですし、もし今痛みがあったり、すぐ対処しなければならない症状があったりする場合は、西洋医学の力を借りてできるだけ早く治療することも必要です。

この2つの医学をうまく使い分けていくことが、妊活において短期間で結果を出すための近道だと思っています。

症状によっては鍼灸も保険が効きますし、もともとそこまで値段が高いものではありません。週に1回でも行ってみると、身体が中から変わっていくのを感じられると思います。また、鍼灸師に、あなたの身体の状態から、食べ物や生活の仕方についての助言をもらえることもあるでしょう。

ちなみに、冷え改善のために、マシーンを使ったエステなどを検討している方もいると思います。効果はあるかもしれませんが、機械を使うものは電磁波の影響などリスクもあります。きちんと医学として確立されていて、リスクが低く、効果がしっかりあるものを利用するようにしましょう。

## サラダを温野菜に変えて内側からの「あたため」を

前項では、東洋医学、西洋医学の話をお伝えしました。私は、もちろん妊活には医学の力も大事ですが、その前提として日々身体に取り入れる「食事」がすべての根本であり、何よりも大事だと思っています。

では、食事でどうやって温活をするのでしょう。

答えは、身体を冷やす食べ物をなるべく摂らないことです。

ただしこれは、単にあたたかい料理がよくて、冷たい料理がダメという話ではありません。もちろん、かき氷やアイスのような物理的に冷たいものを食べすぎてしまえば、身体が冷えてしまうのは当然です。しかしそれだけではなく、野菜や果物は種類や食べ方、調理法によって身体をあたためたり、冷やしたりする効果があるのです。

例えば、ショウガは身体をあたためる温活野菜として知られていますよね。妊活中もぜひ積極的に取り入れていただきたい野菜ですが、食べ方には注意が必要です。

ショウガに含まれるジンゲオールという成分は、加熱してショウガオールという成分に変わることではじめて血流促進の効果を発揮します。

ですが、加熱をせずジンゲオールのままの状態では、なんと身体の熱を下げて冷やす解熱作用が働いて、逆効果となってしまうのです。

ショウガを温活で使うなら、鍋やお茶に入れるなど、あたたかい状態で食べることが大切です。お刺身や冷奴の薬味など、冷たいまま食べると身体を冷やしてしまうので注意しましょう。

ショウガを手軽に摂るなら、パウダー状のものもおすすめです。実は、蒸したあと「干して」パウダーにしたものは、あたたかく料理したときと同じ温活効果が期待できます。必ず製造工程で干されているものを選んでください。そして料理や飲み物などに入れて、日常的に摂取してみてください。

「精製された食品」の多くは身体を冷やします。例えば、上白糖、小麦、白米など、どちらかというと白い食品が該当します。温活をするなら、黒糖、全粒粉、玄米といったものを食べましょう。

生野菜が身体を冷やすのは、何となくイメージがつくと思いますが、その通りです。できるだけ、蒸したり、焼いたりして温野菜にしてみてください。熱を加えると、カサが減り、より多くの野菜が食べられるというメリットもあります。

野菜で気をつけたいのは、ナスやキュウリなどの夏野菜です。本当に野菜や植物はおもしろいなと思うのですが、暑い夏にとれる野菜は、基本的に体温を下げる働きを持っています。

「秋ナスは嫁に食わすな」という有名な言葉がありますね。これは、おいしい秋ナスを嫁に食べさせたくないという姑のいじわるも（？）多少はあると思いますが（笑）、本来は涼しくなってきた秋にナスを食べると身体を冷やして妊娠しにくくなるから、という意味があるのです。「お嫁さんに元気な赤ちゃんを産んでほしい」という姑のやさしさだったのです。

冬は、ハクサイやネギのほか、ダイコン、ニンジン、ゴボウ、サツマイモといった根菜類も豊富です。蒸したり、焼いたりするのが面倒であれば、何種類かをまとめて鍋や味噌汁にするのがおすすめです。特に、味噌のような発酵食品は日本人の身体にとてもよく合いますし、含まれる酵素は血行や代謝の働きを活発にしてくれるので、温活にも最適です。

味噌、しょうゆ、塩麹、甘酒、納豆などもぜひ積極的に取り入れてみてください。

「日本人の身体に合う」、これは食べ物を選ぶうえで、非常に重要なことだと思います。例えば、日本人は遺伝子的にアルコールを分解する能力が低く、お酒に弱い民族です。さらに、牛乳に含まれる乳糖の分解も苦手な人が多く、飲むとお腹を下してしまう人も少なくありません。そんなふうに、人種によって食べ物には得意、不得意があるのです。

そういう意味では、日本人が野菜を食べるなら、サラダよりも鍋や味噌汁にして食べるほうが体質に合っています。

サラダにはドレッシングをかける人が多いと思いますが、ドレッシングに含まれる油は日本人の身体と相性が悪いもの。対してアメリカ、ロシアなど大陸の国々は、水が少ない地域が多く、水分の代わりに油分を摂取してきた歴史があります。そのため、油分を多く摂っても身体への負担はあまりかかりません。

一方、水が豊かな日本は、水分をいつでも補給できるので、油分をそこまで必要としてきませんでした。そのため、日本人は遺伝子的に少しでも油を取りすぎると内臓脂肪がついたり、脳梗塞や高血圧といった病気につながったりしやすいのです。

現代に生きる私たちは、無意識のうちに西洋医学に偏ってしまっていますが、食事もまた、西洋のものに偏ってしまいがちです。それはつまり、日本人である自分の身体に合ったものを選べていないかもしれないということなのです。

身体をあたためる食事とともに、「自分に合った食事」にもぜひ意識を向けてみましょう。

## 盲点！寝室の布製品は天然素材のものをセレクト

意外なところかもしれませんが、普段身につけている衣服からも冷えは起こります。食べ物と同じで、ナイロンなど精製された布は、特に身体を冷やしやすいので注意しましょう。一方で、麻や綿などの天然素材は身体をあたためてくれます。

下着は、おしゃれなもの、かわいいものを選ぼうとすると、どうしてもナイロン製のものなどが多くなってしまいます。

「おしゃれなものを身に付けたい！」という気持ちはよくわかります。ですが、ここは妊活のため、身体のために、ちょっとダサくても天然素材、そしてできればお腹まですっぽり包んでくれるものを選びましょう。最近は、探してみるとシンプルで身に付けやすいデザインのものも増えてきています。

もう一つ気をつけたいのは寝室まわりの布製品です。シーツを綿のものにする、寝室のカーテンを生成りのものにするなど、できる限り自然素材のものを選びましょう。

眠ることは、人間が生きていくうえで言うまでもなく大切なことです。身体の疲れを取ることはもちろんですが、何より妊娠、出産にはエネルギーが必要です。体に負担がかかることですから、普段からエネルギーを養える環境をつくっておくことは、とても大事なのです。

そして、就寝の際、スマートフォンはベッドからできるだけ離しましょう。スマホなどから発せられる電磁波は、睡眠の質を下げるといわれています。別の部屋に置ければ理想的ですが、なかなか難しいですよね。ですので物理的に距離を離すか、電磁波をカットできるアースを使うなど、よい睡眠がとれる環境を確保しましょう。

質のよい睡眠は妊活を進めるうえで非常に大切なもの。身につける布製品、寝具にはぜひ気をつけてみてください。

とはいえ、私も夜の寝る前の YouTube が何より楽しみだったりするので、難しいこともあるかもしれません。ストレスにならない範囲で「携帯離れ」することはとっても大切です。

## くすりの裏にはリスクがある

不妊治療では、体調や症状によって薬を飲む機会もあると思います。

薬には、排卵を誘発する薬、ホルモンを補充する薬、痛み止めの薬など、さまざまなものがあります。もちろん医師の診断により処方された薬は、症状に応じて服用してください。

ただし、一つ覚えておいてほしいことがあります。

それは、「この世に、副作用のない薬は存在しない」ということです。

薬は、服用すると症状を抑えたり、治したりといった効果を発揮しますが、体内に取り込むことで、大なり小なり必ず副作用が起こります。

例えば、生理痛や頭痛を緩和する鎮痛剤は、町の薬局でも処方箋なしで買えますし、気軽に服用される薬です。愛用されている方も多いと思いますが、飲んで胃が荒れたり、便秘になってしまったりといった副作用を経験したことがある方もいるはずです。

どんなに弱い薬でも、効果がある代わりに副作用のリスクもともなうのです。「くすり」の裏には、必ず「リスク」がある。得られるのは期待する効果だけではないことを、ぜひ頭の中に留めていただければと思います。

その点、副作用を心配することなく、身体を改善できる唯一のものは食事です。薬のような劇的な効果や即効性は望めませんが、薬のリスクを考えれば、旬の野菜を取り入れたバランスのよい食事を心がけるほうが体に負担をかけることもありません。

よい食事を習慣化すれば、妊活に限らず、これから先の健康にもつながり、さらには、そもそも薬がいらないような身体づくりにもつながっていくわけです。薬で一時的につらい症状を改善することもときに必要ですが、ぜひ長い目で見て食事にも気をつけてみてください。

さて、薬と同じくらいよく質問されるのが、
「妊活にはどんなサプリがいいですか?」というサプリメントに関することです。

サプリメントは薬ではありませんので、必要に応じて摂るのはいいと思います。ただし、手当たり次第に摂りすぎるのは要注意です。

例えば、貧血ではない人が、予防的に鉄分のサプリメントを飲む必要はないと私は考えています。

カロリー過多だけど栄養失調の人が多い昨今の日本では、ほとんどの女性が鉄不足だといわれています。もちろんきちんと血液検査をして、鉄不足だとなれば、飲んでいただいたほうがよいと思います。

ですが、いくら身体に必要なビタミンやミネラルだといっても、食事からきちんと摂れていて、検査値も問題ないのであれば、あえてサプリメントで摂取しなくてもいいと私は思います。

むしろ、過剰に摂取することで、体調に異常をきたすこともありますから気をつけましょう。

また、サプリメントでもう一つ気をつけてほしいのは、原材料です。

サプリメントのパッケージを見て、「何十種類も野菜が入っているのに、こんなに安いの？　すごい！」と思われたことはありませんか？

さまざまな栄養素や成分が凝縮されているサプリメントをつくるには、大量の野菜や果物などの原材料が必要です。

そのため、それらを早くたくさん収穫するために農薬や化学肥料が使われていることも、意外と多いのです。

アメリカやヨーロッパなどの海外製品で、認証マークのついているものであればよいとは思いますが、実は日本製のサプリメントのほうが規制がゆるいため、注意が必要です。

特に、安価なサプリメントにはその傾向があると思います。

栄養素と一緒に農薬や化学肥料もギュッと凝縮されてしまっているわけですから、身体への負担が心配です。

「安いから！」「いっぱい栄養が入っているから！」と安易に選ばず、原材料までしっかりチェックしましょう。

サプリメントに限らず、食べたり飲んだりするものは、「自分の身体に入れて大丈夫だろうか？」「本当に必要なものか？」と必ず一度立ち止まって考えることを忘れないでくださいね。

とはいえ、身体の基礎をつくるのはサプリメントではなく、何よりも「バランスの取れた食事」です。

サプリメントはあくまでも補完的な役割と思ってください。

日々の食事をきちんと摂り、それでも足りないもの、摂るのが難しいものがあればサプリメントで補うようにしましょう。

薬もサプリメントも、自分の健康を自分で守るものとして、上手に利用するようにしましょう。

# 周囲から影響を受けやすい「こころ」

身体、心、仕事、周り、価値観という5つの要素は、互いに影響し合うとお伝えしましたが、その中でもさまざまな要素から最も影響を受けるのが「心」です。

身体のように状態を目で見ることはできませんが、他の要素から影響を受けやすいからこそ、自分の行動や意識ひとつで、いくらでも変えられるというのも大きな特徴です。


心で重要なポイントは、そのときどきの自分の状態によって、心を静めたり、動かしたり「静と動」のバランスを取ることです。

そのバランスを取るために肝となるのが、本書でずっとお伝えしてきた「好き」や「楽しい」「心地よい」といった感情です。

自分が好きで楽しくてやりたいと思うことを、どんどん選びとっていく。そして、逆にそうではないものはどんどん捨てていく。

これが、心の「動」と言えるでしょう。

一方で、心の「静」は、楽しいと同じ字になりますが「楽（らく）」の方です。疲れているとき、つらいときは、自分が楽なこと、心地よいことを選んでやっていくことです。

例えば、瞑想をしたり、何も考えずボケーっと過ごしたりすることも心の「静」につながるでしょう。

ここで大切なのは「何もしない」「寝る」というのも立派な「静」のバランスを取ることになるということです。

エネルギッシュな方は何もしないときが苦痛だし、寝てるのなんてもったいないという方もいるかもしれません。かくいう以前の私がそれでした（笑）。

ですが、妊活を楽しむためには、自分を休めて空っぽの時間をつくることが、自分の余裕をつくることになり、妊活に最大限の効果を出すことになるのです。

大切なのはあくまでも「静と動のバランス＝塩梅」なんです。

# 過度の筋トレは妊娠継続の妨げに

身体にもつながる話ですが、「お産には筋肉を使うから」と、スクワットや腹筋など、筋トレに励みすぎてしまう方がいます。

確かに、お産には下半身の筋力はある程度必要になりますが、ウォーキングで十分に筋肉をつけられます。

また、上半身は産後、赤ちゃんを抱っこしていれば自然と鍛えられますから、出産前に頑張ってつけなくても大丈夫です。

さらに、筋トレをしすぎることで男性ホルモンのテストステロンが分泌されます。妊活に悪いホルモンではないのですが、筋トレのしすぎでテストステロンが過剰に分泌されると、排卵障害につながることがあります。

また、妊娠後の激しすぎる筋トレは、切迫早産のリスクもありますので、少し注意が必要です。女性の方でボディービルなどのトレーニングを日課としている方は、ご自身の筋トレが過度になっていないか、一度専門家に相談してみてもよいかもしれませんね。

では、どんな運動をしたらよいかというと、妊活から産後まで適度な運動をするなら、私は断然ヨガをおすすめします。

ヨガは、トレーニングで身体をつくることに加えて、深い呼吸や瞑想により心にもよい動きかけができるからです。まさに一石二鳥！　ズボラ妊活のための運動といっても過言ではありません。

特にヨガの要素に含まれる瞑想は、自分の周りを飛び交ういろいろな余計なものに影響されない、フラットな自分になれるよい方法です。

自分の呼吸音だけに集中し心を静めると、自分が今、置かれている環境、心の状態を自分自身で俯瞰できます。すると、「自分が本当に好きなこと」や「今、していることは、自分に合っているのか、いないのか」といったことが自然とわかるようになってくるのです。

つまり、前述した心のバランスが取れやすくなるのです。

それに加えて、ヨガは意外に筋肉を使うことをご存じでしたか? アクティブに動くよりも、一つ一つの動きをゆっくりと確実に行うほうが、筋力を使うことも多いのです。

ちなみに私は初めて「陰ヨガ」というヨガを体験したとき、あまりに一つのポーズがつらすぎて、足がバンビのようにプルプル震えていたのを今でも覚えています。ヨガの講師の方はみなさん結構「素敵な筋肉」をされていることからもよくわかるのではないかと思います。

ヨガを妊娠に向けたトレーニングとして習慣化できたらいいですが、もちろん人によって好き嫌いがありますから、苦手と感じるなら無理して行わなくても大丈夫です。

ただ日頃から、ヨガとまではいかなくても、家で少し落ち着いて自分の心と向き合う時間などをもつように心がけてみることはおすすめです。

# 仕事と妊活のバランスの取り方

本章の冒頭でもお伝えしたように、働く女性が多くなった今、働きながら妊活をする人が増えています。

しかし、不妊治療をしていると、身体のリズムに合わせて通院や投薬が必要となることもあるため、思うように仕事ができないことでストレスを感じている人もいます。

また、上司や同僚といった一緒に働く人との人間関係などで、悩んでいる場合もあり、そのことで身体や心に不調をきたしているケースも少なくありません。

仕事との向き合い方、仕事内容、仕事上の立場、職場の環境は人それぞれ。そのため、サロンでは可能な限り具体的にお話を伺いながら、解決策を探っていきます。

そこでここでは、その中でもよくご相談を受ける妊活と仕事の両立について、解決の糸口がお伝えできればと思います。

仕事をしながら妊活をしている女性は、子どもとキャリアどちらを大事にしたらよいか、迷うこともあるでしょう。

「これから妊活に励もうとするときに昇進の話がきた」

「通院で休みたいけれど、職場に穴をあけると今のポストから外されそう」

「私の代わりになるような人がいなくて、私が抜けたらみんなに迷惑がかかる」

そんな境遇に立って、悩んでいる方もいるのではないでしょうか。

どんなことでも複数のことを両立させるのは大変なことです。特に今の日本社会では、女性が仕事と妊活を両立させようとすると、立ちはだかる壁がいくつもあると感じます。

そもそも、「仕事か子どもか」で迷ってしまうような社会は、根本的に無理がありますよね。

女性の社会進出が浸透したことで、「バリキャリ」「キラキラ女子」といった、「働く女性こそ素敵」という意識が根付きつつあります。しかし、こうした意識にとらわれすぎてはいけないと私は思うのです。

だって、愛する子どもを産み、抱きしめる母親だって、立派な「キラキラ女子」ですよね？　私は世界一美しい女性は「臨月の女性」だと思っていますし、世界で一番ほほえましい姿は「ママが赤ちゃんの顔を見つめながら授乳している姿」だと思っています。

どんな選択をしようと「あなたは十分輝いている」そのことを忘れないでほしいのです。

そのうえで、みなさんが妊活と仕事で迷ったとき、「自分は、世の中の風潮に流されて仕事を選択していないか？」「私は、本当に子どもを産みたいのか、それとも産みたくないのか」と自分に問いかけてみてください。

そして、「私は不妊治療までして産みたくない」という答えが出ればキャリアに邁進すればいいし、「産みたい」と思うなら妊活に全力投球すればいい。あるいは、「どちらも全力で取り組みたい」と思えば、両方とも取り組めばよいのです。

「赤ちゃんを授かりたいのに、仕事も頑張りたいだなんて、わがままじゃないかな？」なんて思ってしまうかもしれませんが、それは決してわがままではありません。

実際、私の相談者さんでも「妊活も仕事もバリバリやって、妊娠できた」という方が何人もいます。

女性は男性に比べてマルチタスクが得意ですから、意外とあれもこれもできてしまうものです。

ただし、自分に負荷をかけすぎて、心身のバランスを壊さないようにすることがとても大切です。仕事も妊活も１００％の力を常に出す必要はありません。60％の力でどちらも行うことができたら、それはすごいことです。

決して「世の中ではそうするのが普通だから、仕事を優先する」というように思ってしまわないでください。もっと自分自身の気持ちに正直に、そして欲張りになってみてくださいね。

## 会社に交渉をしてみよう

会社にお勤めの場合、前項の優先順位を考えたときに「妊活を最優先にして仕事をセーブしたいけれど、会社に言いづらいな……」といった新たな壁にぶつかる方もいると思います。

「まだ妊娠したわけでもなく、本当に妊娠できるかもわからないのに妊活をしたいだなんて言ってもいいのかな……」会社や職場で一緒に働いている人のことが頭に浮かんで、そのように悩んでしまうのですよね。

この場合、ご自身が思い切って行動することが大切です。

会社に希望を伝え、実現できるよう交渉するのです。前述しましたが、最近では不妊治療と仕事を両立してもらえるように、国を挙げて取り組んでいます。まずは自分の思いを会社に伝えることが大切です。

そして、せっかく勇気を出して伝えたのに、会社や部署に受け入れてもらえなかった……。そんなときは、「ここは、本当に自分に合った居場所なのかどうか」ということを考えてみてください。

今の職場にいたいし、会社としてもずっと働いてほしいと思うのであれば、お互い譲歩できることはあると思います。

そもそも妊娠や出産、子育ては、個人のわがままなことではありません。

しかし、そうはいっても中小企業の場合は、大企業に比べると、休暇制度などが充実していないこともあるでしょう。

私は中小企業で女性のライフプランのコンサルティングをしていた経験がありますが、中には妊娠や出産に関する制度があっても、社内に浸透していなかったり、トップさえ制度の存在を知らなかったりする企業も多いものです。

しかし、本当に社員のことを大事にしている中小企業もありました。そういった会社は、社員から妊活や介護の要望があると即座に制度や休暇を新設するなど、柔軟な対応をしてくれるのです。

妊活をしたいと正直に打ち明けて、お互い歩み寄れない場合は、その会社に固執しなくてもよいのかもしれませんね。

ただ、長年勤めた会社や愛着のある部署の場合は、「それでも、大好きな場所だから働き続けたい」ということもありますよね。

そうであれば、なおのこと落ち着いて交渉を重ねながら、「繁忙期は避けて治療に専念する」「自分の仕事をカバーできる人材を育成する」など、ご自身にとって良い塩梅の着地点を探すことです。

そのためには、日頃から職場に対していろいろ相談できる関係性を築いておく努力も必要でしょう。

そして何より、会社から必要とされるだけの仕事をきちんと行える自分であることも大切です。権利と義務は同じくらいのウエイトだからです。

## 「周り」を変えたいなら自ら行動を

「周り」に該当するのは、夫婦、親兄弟といった家庭の環境をはじめ、友人や同僚など交友の環境、どういうところに住んでいるかといった物理的な環境など、さまざまなものがあります。

私の経験上、お話を聞いて「身体や心に余裕がなさそうだな。つらそうだな」と感じる方は、自分の周りで、このようなことが起こっているケースが多いのです。

・近しい人の不幸
・夫婦関係や嫁姑関係の問題
・周囲の妊娠、出産ラッシュ

今自分が置かれている環境（周り）は、良くも悪くも精神状態に大きな影響を及ぼす重要な要素なのです。

妊活においても同じです。

肉親の死やペットの死などによって精神が安定しないときは、妊活も仕事もいったん休んで、自分の回復を待ちましょう。

無理な行動は控え「そういう時期なのだ」と受け入れることも大切です。それは、妊活から逃げることではありません。

一方で、夫婦関係や、義家族関係の環境で悩みがある場合は、自分の行動次第で変えることができる環境といえます。夫婦なら、一度ゆっくり話し合う機会を設けてみたり、そもそも夫婦として関係を続けていきたい相手なのかを考えてみてもいいでしょう。少なくとも今の環境を改善できるかもしれません。

義家族との関係が悪い場合は、子どもが生まれることで孫と義実家が血縁で結ばれることを加味して、あなたはどうしたいのか考えてみましょう。

もし関係を改善したいのであれば、あなたが少し譲歩したり、話し合いの場を設けたりといった行動で、関係性を変えられる可能性があります。

もし積極的に付き合いたくない場合は、物理的に会えない環境へ引っ越すというのも一案です。
自分が動くことで変えられる環境であれば、実行してみてもよいのではないでしょうか。

人生には本当にいろいろなことが起こります。たくさんの方の話を伺うたびに、そう実感します。

ときには取り乱したり、ドッと気持ちが沈んだりすることもあるでしょう。そんなときこそ、淡々と「これは私が変えられる状況かな？」と考えてみてください。

変えられるなら何をすればよいか考えて行動する。変えられなければ、諦めて休む。答えはとてもシンプルなのです。

普段から意識して行動するようにしていくと、突発的な環境の変化にも、身体や心を乱されすぎることが少なくなってくると思います。

## 変えられない「価値観」

価値観は、家でたとえれば土台の下の「土の中にあるもの」とお伝えしました。その人の一番奥の根っこにあるもの。それが価値観だと捉えています。

子どもを持つ以上、せめて最低限、いのちが何よりも大切なものであるという価値観は持っていてほしい。長年、いのちの現場に携わってきた者として、そう願わずにはいられません。これから先、私がかつて経験したようなつらい出来事が起こらないように、そしてもっと子どもたちが子どもらしく笑顔で過ごせる日々になるように…。

1章でも触れましたが、私はサロンにいらっしゃる相談者さんに、「なぜ子どもがほしいのですか?」とよく質問をします。この問いに対し、「みんな産んでいるし……」「親が孫をほしがっているし……」といった答えが返ってくると私は心配になります。

なぜなら、ご本人が本当に子どもを産みたいのかが不明瞭だからです。

しかも、この答えの奥には「子どもを産むことが良いことで、産まないことが悪いことである」という価値観が根付いている場合が多いのです。

おそらくそうした方は、育ってきた環境に影響されて、「子どもを産んでこそ一人前」「女に生まれた限りは、出産しなければならない」といった価値観に、無意識のうちにがんじがらめになっているのではないでしょうか。

たしかにそのような価値観は、ひと昔前までの日本では当たり前でした。

しかし、令和の今は少し違ってきています。産みたいなら産めばいいし、産みたくないなら産まなくていい。選択権は、自分自身にあるのです。「産みたい」という価値観と、「産まないといけないから産む」という価値観は、明らかに異なるもの。後者は、ただただ義務感にかられて妊活をしていると捉えられます。

そのため、妊娠、出産を「産めればクリア」といったゲームのように捉えがちになったり、生まれてくる子どもに対して自分の人形のような感覚を抱いてしまう方も少なからずいます。

とはいえ、私は「産まないといけない」という価値観を否定しているわけではありません。そういった方には「出産は義務ではない。あなたの思いが一番大切なんですよ。あなたは、本当はどうしたいですか？」とお伝えしたいだけなのです。

同じような話で「子どもを産んでも、自分の生活スタイルやペースを崩したくない」という方もいます。もちろん、その気持ちもわかります。ただ一つ言えるのは、子どもが生まれると、大なり小なり確実に生活は変わります。１日８回以上の授乳、おむつを替えて、泣いたら抱っこ……朝から晩まで付きっきり。

自分のペースなんてあってないようなものが育児です。

少し大きくなってきても、子どもが小さなうちは、やりがいのある仕事をやりたいようにはできないかもしれない。ヘアサロンに行ったり、友人と会える頻度は下がるかもしれない。自分のペースで動ける時間は、ほとんどないといっていいでしょう。

もちろん「親になるなら、自分の時間はすべて犠牲にしなさい」と言うつもりもありません。ママがいかに心穏やかに過ごせるかは非常に大切なことです。ですが、親になるということは、「自分の思い通りにならないことに折り合いをつけながら人生を歩む」という面もあるということは理解しておいてほしいのです。

そうやって妊娠、出産における現実を知り、自分の価値観がどこまで譲れるのかを考えたとき「嫌だ。全部譲れない！」と思う方は、今は子どもを産むタイミングではないかもしれません。そのまま出産すると、自分自身のストレスが大きくなり、子育てにも影響が出るかもしれません。それでもそれは単に今ではないというだけです。また折り合いのつけ方もあると思います。

例えば、親や兄弟など家族のサポートを受けたり、ベビーシッターを雇ったりして、自分の時間を確保する方法もあります。また、前述した「妊活仲間」をたくさんつくっておいて、ヘルプをお願いするのも一案です。要は自分の思い一つで、折り合いがつけられることはたくさんあるのです。

一方で、子どもは幼少期に誰にどれだけのサポートや愛情を受けたかで、その後の人生は大きく変わるといわれています。

みなさんも、これから生まれてくる子どものために「自分がどこまで譲れるのか」その価値観について考えてみてほしいと思います。

# 第6章

# 医者が教えてくれない「ぶっちゃけ妊活」の本音

最終章では、お医者さんが教えてくれない
妊活の「ぶっちゃけ話」をお伝えします。
つらい・キツイ妊活にはさよならして、
楽しく明るい気持ちで毎日を過ごし、
妊活に取り組んでもらえればうれしいです。

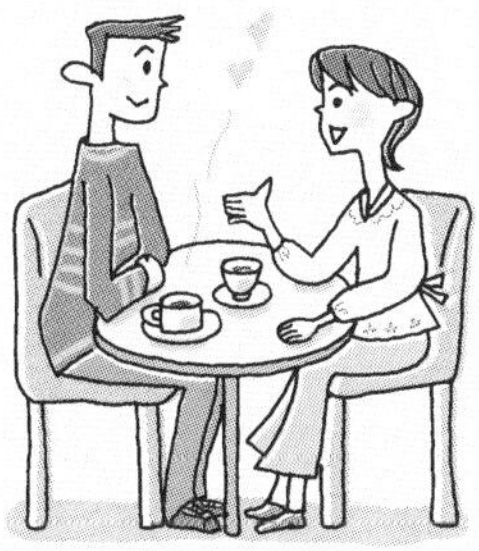

## こんなはずじゃなかった？ 産後の理想と現実のギャップ

私は妊活の相談に来られる方や、すでに妊娠中の方にもよく「産後の理想と現実とのギャップ」をお話ししています。

その大きな理由は、今まで助産師として子育て中のママさんたちと関わっているときに、幾度となく「こんなはずじゃなかった！」という発言を聞いてきたからです。

妊活あるあるの一つなのですが、どうしても妊活中は「妊娠すること」が一つのゴールになってしまうため、出産後の子どもがいる生活までは想像できない方が多いです。そして何かと自分の思い通りの理想像を描きがちです。

赤ちゃんはいつもすやすや寝て、起きているときはにこにこ笑っていて……。

泣いてもすぐ泣き止むし……。

おしっこもうんちも大人と同じくらいの回数で……。

夜はぐっすり寝て、昼間はよくおっぱいも飲んでくれる……。

現代では、新生児に触れるときは自分のお産のときのみと言えるくらい、子育てを経験することがない私たち。それでは自分が思うような理想像を描いてしまうのも仕方のないことかもしれません。

ですが、実際生まれてみると自分の思うようにはいかないことがほとんどです。多くのママが最初に行き当たるのが「おっぱいが出ない」「赤ちゃんがおっぱいを飲んでくれない」という問題です。

おっぱいは、生まれてすぐにぴゅーっと出てくるイメージがあるでしょうが、最初から出る人はほとんどいません。さらに出方にもとても個人差のあるものなのです。赤ちゃんが吸う回数が少なかったり、疲労やストレスが多かったりすると、なかなか出ないこともありますし、赤ちゃん自身がうまくおっぱいを飲めないこともあります。

また、赤ちゃんは元来夜行性なので、夜中から元気に起きて泣いてくれます。そして目がランランで寝る気配もないことも多いのです。「おむつも取り換えたし、おっぱいもあげたのに、なんで泣いているかわからない……」と悩むママも多いんです。

このように、妊活中に思い描いた理想の育児は、現実とは大きく異なることも多々あります。もちろん、産後の子育てについて母親・父親学級で習うこともあるでしょう。しかし、そうした学級で習ったからといって、理解はできても納得まではいかない人がほとんどだと思います。

だからこそ、妊活のときから、可能ならば大学生や社会人になったタイミングから、産後、ママの身体がどうなるのか、新生児はどんな特徴があるのか、どんなことに気を付けて育児をしていくとよいのかを知っておくことが大切です。

この部分は、私たち助産師がもっと啓蒙活動しなければならない部分でもあります。ですが、現場の助産師のマンパワー不足を考えれば、現状の制度のままではなかなか難しいというのが本音です。

そういう意味で私は、今後自動車教習所のような「親になるための学校」の設立がのぞまれていると思います。特に現代は、核家族化が進み、幼い頃に赤ちゃんや子どもと触れ合ったことがない人が多いもの。また、親や学校などでも妊娠や出産に関して、きちんと教える機会も少ないのが現状です。

昔は実際に赤ちゃんに触れて・育児を経験することで実習として体験していましたが、現在ではその実体験ができないまま母親になるため、このような現象が起きるのです。これは核家族化の負の遺産と言っても過言ではありません。古き良き時代の日本の風習を大切にしなければなりません。

その分、ネットやＳＮＳに頼る人もいますが、その情報は一個人の感想のようなものが多く、玉石混交状態のことも多いのです。そういう意味で、専門家がきちんと赤ちゃんのこと、女性の体のこと、妊活も含めた妊娠出産に関わる必要な知識を伝える場が必要だと思います。

とはいえ、今すぐそれを現実的に整備するのは難しいことでしょう。

そこでみなさんにお伝えしたいのは、産後や、新生児、乳幼児のことにもっと興味を持っておいてほしいということです。もし可能なら、新生児が生まれた友人や家族の元に行って、新生児と触れ合う機会をつくってみてください。

そうやって少しでも経験し、「心がまえ」をしておけば、ご自身の出産のときに必ず役立つはずです。

## 医者は妊娠しやすい身体づくりを教える時間がない

「医師のもとで不妊治療を行えば妊娠できる」みなさんの中にも、そう考える方がいるかもしれません。

また、周りの方で不妊治療を行った結果、妊娠できたということを聞けば、その気持ちはさらに大きくなるかもしれません。しかし、その一方で不妊治療を行っても、なかなか妊娠することができない方もいます。

妊娠できなかった背景には、その方の体質やタイミングなど複合的な理由があるため一概には言えませんが、「妊娠しやすい身体づくり」を根本的にしていない可能性もあると思います。

妊娠しやすい身体づくりを医師は教えてはくれません。

これは決して医師がサボっているというものではありません。今の状況では、そこまでする余裕も時間もないという厳しい現状があるからです。
そして、そもそもそれをするのは医師の役割とも言えないということです。

医師の仕事は「どうしたら妊娠ができるのか？　妊娠を妨げている原因は何なのか」という医学的な見地から診療を行っていくことです。そのため、病気など、妊娠を妨げている原因に焦点をあてることが通常です。エコーをしたり血液検査をしたり、体の中に問題がないかを診ていくのです。

一方で「妊娠しやすい身体づくり」では、その人の全体像を見ていくことが大切です。それは「病気」を主に診る医師の役割ではなく、「病気」をも含む一人の人を幅広くとらえる助産師の仕事だと私は思っています。

助産師は医師ほどではないですが、もちろん医学的な知識はベースにあります。基本的に、その方の心と体の状態に寄り添って妊娠しやすい体づくりをサポートしていきます。

病院の中には、助産師外来といって、助産師が妊婦さんや産後のママのさまざまな身体の相談にのってくれる部署を設けているところもあります。

本来、不妊治療をしている方々にも、この助産師外来が必要であると私は思います。ですが現実は、妊娠中の方や産後の方で外来は埋まってしまっているので、助産師は不妊治療の方のケアまではできないというのが実態です。

産婦人科も、苦しい立場にあるのです。


これは、日本の医療制度の問題であり、今後、変えていかねばならない点でもあります。

ですが、とりあえずみなさんには、「医師と助産師では担当やアプローチの仕方が異なる」ということを理解していただき、医師・助産師両方のサポートを受けていただきながら、妊活にのぞんでいただけたらと思います。

妊活の相談は、一般的な助産院であれば受けてくれるところもたくさんあります。もちろんうちのサロンでも行っていますし、私は助産院もやっていますので、そのような相談を受けることも少なくありません。

# 自分に合ったドクター選びのコツ

妊活をする際「どこの先生にお願いしよう……」と迷われる方も多いと思います。不妊治療を専門に掲げているクリニックや、大学病院にある不妊外来など、どこが自分に合うか迷っている方は多いです。

基本的に病院によってプロセスはそこまで変わらないかもしれませんが、医師によって治療方針は大きく異なります。

そして今までは不妊治療は自費の分野だったため、医療費の補助はあっても、費用が大きく違うことがありました。

また、医療機関によってできる治療は異なります。個人病院か総合病院なのかでも医療設備の充実度は違ってきます。

また不妊治療でも治療を専門としているのか、エコーなどの検査を専門としているのかなどによっても異なります。

要は、その病院の得意分野が何なのかを知ることが大切なのです。

例えば一口に内科といっても、呼吸器内科が専門なのか、消化器内科が専門なのかによって治療方針は異なります。

それと同様に、産婦人科の領域も、産科専門の先生なのか、婦人科専門の先生なのかによって先生の治療方針も変わります。

さらに言えば、がん治療が得意なのか、不妊治療が得意なのか、更年期障害治療が得意なのか、お産が得意なのか、医師によって大きく異なります。

つまり、妊活を本格的に行っていきたい場合、不妊治療が専門なのか、お産が専門だけど不妊治療も得意なのかといった観点で医療施設を選ぶことが大切なのです。

そこで、ファーストステップとしては自分の現在の症状と照らし合わせ、どの施設が今の自分と一番合うかを探していくことが必要です。

まず一番にチェックすべきは、そこの病院が何を重要視しているのか、また何が得意な病院なのかを把握しましょう。

例えば、お産についての記事が多ければ、お産を重要視していることがわかります。あるいは、母乳育児を推進する記事があれば、そういったことに取り組んでいることがわかりますよね。

また、不妊治療に力を入れている施設でも、顕微授精までやっているのか、人工授精までなのかも、しっかりと情報収集をすることをおすすめします。その中で、もしわからないことがあれば、電話で問い合わせをしてもいいと思います。

次にチェックすべきなのが、ホームページの「医師紹介」の項目です。どんな学歴や研究歴があり、何を専門とされているのか。また、どんな学会に所属しているのかなども確認しましょう。

その項目に書いてある中で、わからないことがあれば、診察の際「先生のご紹介欄に○○専攻と書かれてありましたが、どういうことをされてきたんですか？」といった質問を投げかけてみましょう。あるいは、「○○資格取得と書いてありましたが、これはどんな資格なのですか？」と聞いてもOKです。

もし、先生に直接聞きにくければ、インターネットで調べてみてもよいでしょう。

大切なのは、ご自身で医師に関する情報を集めてみることです。

こと不妊治療に関しては、治療は医師の価値観が大きく影響します。

例えば、ごくごく一部のクリニックではまるで「妊娠させること」がゴールになってしまっているように思える施設もあり、そのような場合には、一度に可能性がありそうな卵を複数個戻すこともされているようです。それはつまり、三つ子や五つ子といった多胎の可能性が高くなる、ということです。

もちろん、それがご夫婦の希望であればその先生におまかせしてもよいでしょう。ですが、実際には三つ子や五つ子を妊娠したら、いつ生まれてしまうかわからないため、妊娠の中盤から、管理入院を余儀なくされてしまい、ご自身の思っているマタニティーライフは送れないかもしれません。

そして、そのような多胎の場合は早産になることのほうが圧倒的に多いため、無事に生まれたとしても、赤ちゃんは何か月も入院することになります。

そうなれば、ママと赤ちゃんは長い間離れることになりますし、毎日母乳を搾って届けたり、お見舞いに通ったりと思った以上に心身ともに負担があることもあるのです。

そういうクリニックでは、多胎のリスクのことなどはそこまで詳細に説明をしていないケースもあります。

一方で婦人科と産科の設備が併設されている施設の場合、「基本的に卵は１つしか戻しません。どんなに多くても２つまでです」と決めている場合もあります。しかしその分「妊娠できるか」といえば、前者の方法より確率は下がってしまうかもしれません。

この２つの考え方は、とらえ方の違いなのでどちらも正しいのかもしれません。妊娠について、またいのちについてどうとらえるのか、価値観に関わる部分だからこそ、難しい問題です。

さらに視点を変えて考えてみると、「私は何があっても最後まで診てくれる病院がいい」という場合には、大学病院等の設備が整った大きい病院がよいでしょう。

しかし、その代わり不妊治療から産科に移ったときや、外来から入院になったときなど、そのたびに担当の先生は変わります。すべて一人の先生が診ることは難しいと思います。

この点も施設選びのポイントになるでしょう。逆に「私は不妊治療からお産まで一人の先生に診てもらいたい」と思う場合は、不妊治療もお産もやってくれる個人病院を選ぶ必要があります。

こう考えてみると、やはり「自分が妊娠・出産においてどこに重きを置くのか」「どんな妊活をしたいのか」をはっきりさせたうえで、いくつか病院を絞ることがとても大切です。

そのうえで「ここはよさそうだな」と思ったところに行ってみることをおすすめします。

# 不妊治療の病院は、もっと気軽に変えてもよい

前項では、妊活の際の施設選びについて話しました。自宅からの通いやすさや、友人・知人の評判だけが病院を選ぶ選択肢ではないことを理解していただけたのではないでしょうか？

さて、そうやってご自身が選んだ病院に足を運び、実際に医師と話をしてみると、「あれ？ ちょっと思っていたのと違うな」といったことや、「この先生の価値観が自分には合わないかも……」と感じることがあるかもしれません。

例えば「妊娠がしたいのなら、この期間だけは仕事もセーブしたほうがいいですよ」と先生に言われたとします。ですがその際、「仕事をセーブするなんて考えられません。その中で妊活に取り組みます」と言って先生が難色を示したら、そもそもこの時点で先生と同じビジョンを共有できていないですよね。

また、「私は何個も卵をもどして三つ子なんて妊娠したくない。そこまでしての不妊

治療はしたくない」という人なら、自分の思いと合った先生を探す必要があります。

つまり、「この先生だ」と思っていざ診療を受けてみても、意外と「合わなかった」ということもあるのです。

そういう場合には、無理してその病院に通院する必要はありません。気軽に先生や病院を変えてよいのです。

といっても、どこかでみなさんも「先生の言うことは絶対だし……」「急に自分の都合で変えるのは迷惑かもしれないし……」と考えてしまうかもしれません。

しかし、妊活はみなさんの大事な時間と費用をかけて病院に通うのですから、ここはもっと自分中心に考えていいのです。主観的、客観的の両方の面を考えて、ときに合わないと感じたら、病院を変更することも考えてみましょう。

## 夫婦のライフプランは病院では教えてくれない

「医師は妊娠しやすい体づくりを教える時間がない」という話をしましたが、それと同様に、医者が夫婦のライフプランを提案したり、夫婦の棚卸を行ってくれるものではありません。

これもまた、医者と助産師・看護師では明確に立場が違うから、という理由です。

例えば、妊婦さんになにか異常が見つかったとき、あるいは緊急の処置をしなければならなくなったとき、薬の投与や何らかの治療ができるのが医師です。

一方で、助産師や看護師は何か異常が起こったとしても、すべて医師の指示によって動かなければならない、という決まりがあります。そういう意味で、助産師や看護師は「異常にならないように体を整える」ということが主な役割なのです。

そのため、「現在の食事をこれ以上続けてしまうと胎児や体に悪影響が出てしまう。では、日常生活をどのように変えていけばいいか」という日常生活でできることにフォーカスするのが私たち看護職である助産師です。

医師は「病気にフォーカスする仕事」、助産師や看護師などは「人にフォーカスする仕事」なので、そもそもアプローチの仕方が違うのです。

そのため、助産師は妊活中の方が悩んでいたり迷っていたりすることがあったら、夫婦のライフプランを一緒にみていくことができるのです。例えば、妊活中で体調が悪くなったりする場合、「仕事と妊活を両立したいようであれば、パートナーの方にこの家事を分担してもらいましょう」と改善案を提案することや、「○○な症状が続く場合は、一度医師に診てもらうようにしましょうね」というふうに相談者さんと医者の橋渡しをすることもあります。単に産婆的な役割をこなすだけが助産師ではないのです。

ぜひ一人で悩むことなく、体のことや夫婦関係のこと、またライフプランのことなどをありのままに助産師に話してみてください。

## 妊活は、健康習慣の一つ

私の相談者さんに、Iさんという方がいます。Iさんは、30代後半から妊活を始めました。仕事と妊活の両立をする中、一度妊娠するも、流産を経験。それでも、パートナーの方と二人三脚で頑張っておられました。

40歳を迎えたある日のこと、Iさんは「4年間妊活を続けてきました。自分も夫にも〝やるだけのことはやったよね〟という一つの結論が出ました」と言うのです。

妊活を続けていく中でIさんはそれまで不規則だった生活を見直し、新たにヨガやゴルフなどをスタート。その結果会社で受ける健康診断の数値も、1年ごとによくなっていきました。

実際、Iさん自身も「今が一番人生の中で調子がよいかもしれません」というほど生き生きと元気になっていったのです。でも残念ながら、妊娠はしませんでした。

妊活をやめる、というときも、どこかさっぱりとした雰囲気で私に話してくれました。
「妊活中に始めたヨガに夫もハマってしまって、今はヨガ友達もたくさんいるんです
よ」と言うIさんの姿を見て、「ああ、今本当に充実してるんだな」と感じると同時
に、「妊活は健康習慣の一つなんだな」と心の底から思ったものです。

もちろん、Iさんのようにスッキリと考えられる方はそう多くはないかもしれませ
ん。しかし、Iさんが「妊活を通して失ったものよりも、得たもののほうが大きい」
という話をされていたのがすごく印象的でした。

私は、子どもを持つ、持たないにかかわらず、妊活に取り組んだみなさんに「妊活
をしてよかった」「妊活を通して自分のことをより深く知るきっかけになった」と思っ
てもらえればいいと思って、これまで活動をしてきました。

妊活は特別なものではありません。日常生活に根差した「みなさんの体と心を健康
にする」一つの習慣です。

だからこそ、妊活の敷居を上げる必要も、「努力と根性が必要なもの」と思う必要も

ないのです。

妊活をもっとカジュアルにとらえてもらえたらと思います。当然、妊活をやめたあとも、人生は続いていきます。ご自身がやって楽しかった運動習慣、あるいは自分の体調がよくなる生活習慣はぜひ継続してみてください。

そして、パートナーの方と一緒に仲よく、楽しくあなたらしい人生を歩んでいただけたらうれしいです。

妊活をしているとついつい「将来はこうなっていたい」「子どもができたらこんなことをしたい」という未来の希望ばかり考えてしまいがちですが、一番大切なのは「今」なんです。

今、みなさんが明るく楽しく生活できること。

パートナーの方と仲よく過ごしていけること。そういったかけがえのない「今」の積み重ねにもぜひ目を向けて、ズボラ妊活をしていただけたらと思っています。

# おわりに

最後までこの本を読んでいただき、本当にありがとうございました。

いかがでしたでしょうか？

あなたの心がすこしでも軽くなったのであれば、私としては最高の喜びです。


「ズボラ妊活」と聞いてこの本を読み始めたみなさんは、もしかしたら「目からウロコの今までにない情報が得られるかもしれない」と思ったのではないでしょうか？

ですが、最後までこの本を読み終わったとき、どう感じましたか？

「あれ？ これ知ってるかも……」

「前にもほかの人から聞いたことある」

そう思った方も少なからずいるのではないでしょうか？

そうなんです。

この本にある妊活によいとされる内容は、その多くがすでに提唱されています。

ですが、重要なのはそこではないのです。

一番大切なのは、「新しい情報かどうか」ではありません。あくまでも「考え方」「捉え方」なんです。

「何をするか」ではなく「何をしないか」という考え方。

生じた一つの事柄をどう受け止めて、行動していくのか……。

この「考え方」と「捉え方」で私たちの日々は楽しくなるのか、つらくなるのかが決まります。つまり、発想の転換で私たちの人生は大きく変わるのです。

大切なのはつらくなったときに何をどう捉え、どう行動していくのかだと思います。

本書は「自分を大切にする」ために読んでいただきたい本です。妊活に限らず、疲れたとき・つらくなったときは、何度でも読み返してほしいのです。

心はゆるく、未来への希望は熱くなっていってほしいという願いを込めてこの本を書きました。

私は今回の執筆にあたり、何度も原稿を読み返しました。自分自身で書いた本なのに、最初に書いたときの自分の状況を思い返して涙が出そうになったり、時には自分の行動を反省したりもしました。

当時の私は、一時的に「つらく苦しくてもやり遂げなければならない課題」が山積みで「逃げられない現実」を突き付けられ、自分自身を全く大切にできていなかった。そんな自分を思い出したからです。

「私ってこんなこと書いてたっけ？」とつぶやいてしまうくらいに、日々のストレスフルな現状にどっぷりとつかりきっていました。

今回この本を書いたことが、気持ち新たに前へ進んでいくためのきっかけになり、私の人生のターニングポイントにもなりました。

みなさんも、この本を読んだことを、今の自分の状況を一度冷静になって俯瞰してみるきっかけにしていただければうれしい限りです。

執筆にあたり、たくさんの方との出逢いがありました。

出版プロデューサーを紹介してくださった中谷さん、ありがとうございました。
本の出版にかかわってくださったすべての皆様に感謝いたします。
特に華さん、玲さんには本当にお世話になりました。本を通して、こんなにも楽しく素敵な方たちと出逢えたことは、私にとって大きな財産となりました。

皆様の人生がより明るく楽しいものとなりますように♡
感謝。

吉積　諒

【著者紹介】
吉積　諒（よしづみ　あき）
1982年生まれ。徳島県出身。助産師19年目。高校の性教育の授業で、助産師による「いのちの大切さ」という話を聞き、助産師を目指す。その後岡山県立大学保健福祉学部看護学科へ入学し、助産師の資格を取得。同大学卒業後は、総合病院や個人病院など様々な施設で助産師として勤務した後、徳島県へ帰郷し、徳島大学病院で助産師・看護師として9年間勤務。2018年、同大学病院退職後、同年5月より吉積助産院 Pêche を石井町に開業。2022年、妊活サロン RIBORN 開設。現在は、妊活に算命学を取り入れるなど、独自の技法を展開し、妊活を楽しむことをテーマに「人生が驚くほどうまくいく妊活」を提案している。算命学鑑定士としても活動中。

■企画協力　吉田　浩（天才工場）
■編集協力　長谷川華
■装幀・デザイン　PINE　小松利光
■イラスト　いなのべいくこ

ズボラ妊活

---

2023年10月12日　初版 第1刷　発行
著　者　　吉積　諒
発行者　　安田 喜根
発行所　　株式会社 評言社
東京都千代田区神田小川町2-3-13 M&C ビル3F（〒101-0052）
TEL : 03-5280-2550（代表）FAX : 03-5280-2560
https://hyogensha.co.jp/
印　刷　　中央精版印刷株式会社

---


ISBN978-4-8282-0739-1 C0077
定価はカバーに表示してあります。
落丁本・乱丁本の場合はお取り替えいたします。